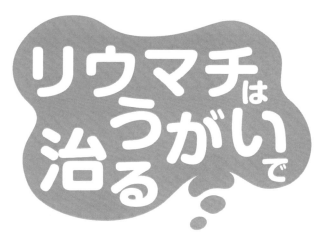

真菌症予防による、
健康長寿のための提言

河北 正
TADASHI KAWAKITA

三恵社

緊急提案　医療にイノベーションを起こす、真菌（カンジダ）仮説を立証せよ　——序文にかえて

　疾病について、医師が気づいていないことが多々存在します。

　しかしながら現行医療は、中世的であり、近代的医療とは、隔絶しています。

　私は、これをただちに改革して、21世紀的医療とすべく、思考しています。

　最も後進的な医療は歯科医療です。歯周疾患の治療を開始して100年くらい経過していますが、いまだに、歯肉の病理組織標本を作製したことがないのです。空想の医学として行われています。歯垢の直接顕微鏡検査をいまだに行っていない状態です。この盲目的な施術が、強行されています。

　起炎微生物を同定して、除菌することを徹底して行えば、歯周病、う蝕という口腔の2大疾患は、発症せずに済みます。ゲテモノ（インプラント、義歯、ブリッジ、インレーなど）は、無縁の物となるでしょう。

　歯科の近代化は即刻、実施されなければならない、逼迫した事態なのです。

　真菌（カンジダ、アスペルギルス、その他のカビ）が口に大量に増殖しているために発症する疾患の原因菌を同定していません（次頁写真参照）。カンジダは常在菌であるという悪しき常識を即刻、改める

ことが必要です。それには、細菌、ウィルス中心の医療から、真菌中心とした医療へ、変革することが、国民の健康維持にとって急務です。

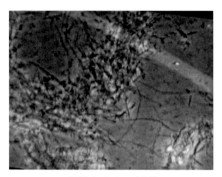

歯垢中のカンジダ

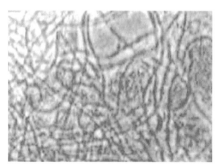

歯垢中のアスペルギルス

この前世紀的医療を近代的医療にイノベーションさせることを切望しています。

口に真菌が存在しなければ、真菌を飲み込んだ消化管の疾患、呼吸

器に吸い込んで起きている肺炎、喘息などは発症しなくて済むのです。また、深在性真菌症（脳を始めとして内臓にカビが生える）を発症させないことが、健康長寿の秘訣です。

　現在は、細菌、ウィルス感染症が主体ですが、これらは、心がけの悪い人、運の悪い人がたまたま、罹患する疾患です。
　しかるに真菌感染は、日本人の90％以上が罹患している感染症です。パンデミック状態というべきです。広範囲の方が、歯周病、う蝕、として、浅在性真菌症（粘膜皮膚内に限局してカビが生える）を、さらに、深在性真菌症（脳を始めとして内臓にカビが生える）として罹患しています。
　もしインフルエンザ、コレラ、チブスなどがこの数字になったら、日本中がパニックになるでしょう。しかし真菌症は、慢性炎症ですから、際だった病態にはならず、目に付かないので、大問題となって取り上げられません。これが問題なのです。日本中の人が病的状態なのです。このことを広く知っていただいて、真菌症を発症させないで、健康長寿を実現させたく思います。

　またリウマチは、従来の治療法では、長期間の薬剤療法を受けなければなりません。
　これを、短期間で寛解させ、12か月後には治癒させる療法を発見しました。
　今般、日本リウマチ学会は、リウマチの外来因子として、「歯周病」に注目が集まりはじめました。

私は平成 26 年 9 月、日本リウマチ学会に手紙を書き、送付しました。その結果、東京大学病院にて、私の指摘したファンギゾンシロップによる治療が開始されたようです（私が質問いたしましたが返事がありません）。

　歯周病はカンジダの感染症です。結論として「口のカンジダを除菌すれば、リウマチは短期間で寛解（良くなる）し、その後治癒する疾患」であることです。

　また、他の疾病も、口からカンジダを除菌すれば、発症しないし、治りやすくなるのです。

　このことを広く知っていただきたいです。

　しかしながら現在では、その疾病の病理組織は、歯科医師であるために、プライバシー、倫理委員会などの障壁が厚く、入手困難です。

　本書では、真菌除菌治療を行っている過程において、私の発見した事項を、仮説として提起します。医師がこの仮説を治験により、具現化して、診療体系が成立することを期待しています。アインシュタイン、湯川秀樹、その他の先達が、仮説を提起し、それを証明したときに大きな成果が生じました。医療においても、その可能性が存在するのです。

　私が提起した仮説を証明してくださる後世の医師群に期待してやみません。

　平成 30 年夏

　　　　　　　　　　　　　　　　　　　　　　　　河北　　正

◉ 『リウマチはうがいで治る』目次

緊急提案　医療にイノベーションを起こす、真菌（カンジダ）仮説を
立証せよ──序文にかえて 3

第1部　真菌によるさまざまな疾患の発症とその治療法仮説

第1章　なぜリウマチはうがいで治るのか
　　　　──真菌による発生仮説と治療事例............................. 10

第2章　その他の疾患における真菌による発生仮説 22

1.　糖尿病 22	13.　ALS（筋萎縮性側索硬化症）.............................44
2.　眼疾患 24	14.　統合失調症 49
3.　鼻疾患 27	15.　心筋梗塞 49
4.　耳 28	16.　心疾患 50
5.　咽頭 30	17.　血管炎 52
6.　消化管、消化管潰瘍、ポリープ、がん 32	18.　喘息 52
7.　痔疾等 34	19.　ベーチェット病 53
8.　皮膚 35	20.　骨・筋肉 53
9.　川崎病 37	21.　クッシング症候群 55
10.　深在性真菌症 39	22.　性器 56
11.　脳疾患 42	23.　腎疾患 57
12.　アルツハイマー病とその他の認知症 43	24.　浅在性真菌症（歯周病・う蝕）、口腔カンジダ症.......58

第3章　老化防止策における真菌除菌と老年期の幸福に関する仮説
　　　　.. 66

第4章　真菌除菌による医療革命の到来を祈念する
　　　　──第1部のむすびにかえて 71

第2部　雑感（2016年12月〜2018年7月）
　　　　──日々、人の健康と幸せを願って 73

あとがき 165

第1部

真菌によるさまざまな疾患の発症とその治療法仮説

第1章

なぜリウマチはうがいで治るのか

——真菌による発生仮説と治療事例

1．リウマチの病因仮説

リウマチとは、自己免疫疾患といわれています。

しかし私は、リウマチの病因は、不明であったが、カンジダを除菌することにより、治癒する疾患であることを発見しました。カンジダの感染症であるために、歯周病のカンジダを除菌している段階で、寛解（良くなる）し、治癒へ向かったのです。

2．カンジダ除菌法

そのカンジダ除菌法は、アムホテリシンB（ファンギゾンシロップ、ハリゾンシロップ、その他）という抗真菌製剤（カンジダ等のかびに効く薬）で、うがいをして、歯をこの薬で磨き、それをしばらく口に含んでいて飲み込みます。

この洗口法を、口にカンジダというカビがいる間は、1日3回、行います。

歯垢検知液で染めて、赤く染まるところをなくす、たったこれだけ

10　第1部　真菌によるさまざまな疾患の発症とその治療法仮説

のことで、リウマチは良くなるのです。

　これを続けることで、起き上がるのに1時間くらい掛かっていたのが、1～2分で起き上がれるようになります。指のこわばり、激痛も、早い方は、翌朝からなくなります。

　遅い方、重症の方でも、1週間後には、痛み、こわばりは消えます。寝返りを打つと「頭のてっぺんからやりが出る」といっていた患者さんからは「楽になった。熟睡できる」という言葉が返ってきます。「骨を、ハンマーでたたかれる痛み」が消えてなくなり、生活が楽しくなるのです。

　さあ！！　アムホテリシンB（ファンギゾンシロップ、ハリゾンシロップ、その他）で、口を洗いましょう。これを飲み込みましょう。これだけで、リウマチは治るのです。

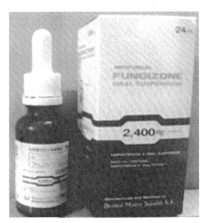

アムホテリシンB（ファンギゾンシロップ）

3. 除菌に使用する薬剤

薬剤価格は、

①ファンギゾンシロップ　24mL　1286円

②ハリゾンシロップ　24mL　742円

これが8日分です。保険で処方してもらえます（患者支払額は3割負担または1割）。

この8日間で、痛み、こわばりは、大体、消えるのです。安価で、手間いらずで、リウマチが、寛解して楽になれるのです。平成10年から、現在（平成30年）まで、約20年間の使用実績が存在します。

簡単に、安価で、リウマチは良くなるのです。痛み、こわばりなどの苦痛から逃れることができるのです。

4. 既存の非生物学的製剤との比較

既存の主な非生物学的製剤の抗リウマチ薬、生物学的製剤の薬価と、標準的な用法・用量における1日当たりの薬剤費（先発品、維持量投与の場合）を示します。

非生物学的製剤では、関節リウマチのアンカードラッグとされる、

（ⅰ）メトトレキサートが1日当たり898.50円（6mg/週）

免疫抑制剤の

（ⅱ）タクロリムスが2465.40円（3mg/日）

（ⅲ）サラゾスルファピリジンは136.80円（1g/日）、

（ⅳ）ブシラミンは211.50円（300mg/日）、

（v）レフルノミドは 301.00 円（20mg/ 日）

　ファンギゾンシロップは、比較にならないほど安価で、急速に、短期間に良くなるのです。

　リウマチはカンジダの感染症です。おできができているとき、原因である感染微生物を抗生物質で除菌することなく、痛み止めや抗炎症剤（腫れ留め）を投与しているのと同じことがリウマチにおいて行われていると思われます。感染微生物を除菌するアムホテリシン B（ファンギゾンシロップ、ハリゾンシロップ、その他）の投与が望まれる医療です。

5. その後の経過

　薬を飲み始めて、軽症な方は翌朝から、長期間経過の重症な方でも、1 週間以内に、痛み、こわばりは、なくなります。CRP（炎症の度合い）は、3 か月以内に、標準値に戻ります。

　リウマトイドは、6 か月以内に、"0" となります。そして、医師から「治癒」と宣言されます。関節のコラーゲン繊維の循環周期は約 3 か月ですから、3 か月経過後から、固着していた関節が動き出します。6 か月経過後には、かなり動き出します。9 か月後には、元通りとなります。12 か月後には、健常時と同様となり、元気に生活できる体が戻っています。

　手、足の指の関節が破壊された状態は、元に戻りません。これは、手術によって、整形すれば良いのです。このようなことにならないうちにファンギゾンシロップでの治療を開始すれば良いのです。

関節が痛い、原因のわからない痛みが出てきたら、血液検査を受け
ましょう。抗CCP抗体検査を受けて、陽性ならば、ただちに、アム
ホテリシンB（ファンギゾンシロップ、ハリゾンシロップ、その他）
を使用した洗口をしましょう。そして、口の中にアムホテリシンBを、
30分くらい口に含んでいましょう。その後、薬は飲み込みます。

　試してください。目から鱗が落ちます。痛みは、ウソのように消え
去ります。痛かった昨日は何だったんだろうと、思うでしょう。全く
痛みはなくなるのです。リウマチで、痛みが消えれば、健常人と同じ
生活に戻れるのです。安価な薬で、短時間で、リウマチの苦しみから
解放されるのです。

　以下に、治療方法をまとめました。

治 療 方 法

＊常に歯ブラシを清潔にしておきましょう＊

キッチンハイター（塩素系漂白剤）をコップに数滴たらし、水を２／
３くらい注いで約1,000倍の液を作ります。
これに、使った歯ブラシを次に使うまで浸けておき消毒します。
使うときは、水でよく洗って、塩素が口についてただれないように注
意してください。

★　ファンギゾンシロップの使用方法　★

歯面の刷掃（ブラッシング）・ファンギゾンシロップの滴下・ワンタフトの使用

１．いつもの歯磨き剤で、歯磨きをして食べかすを取り除きます。
　　上、下、裏、表を磨いた後、うがいをして歯磨き剤を洗い流します。
　　歯ブラシも水洗いします。後に、再度使います。
２．ファンギゾンシロップを、スポイトで1ml口にたらします（スポ

14　第1部　真菌によるさまざまな疾患の発症とその治療法仮説

イトを舐めないで下さい）。
3．舌で、口中によく行き渡らせます（頬の粘膜、歯の表面、唇の裏）。
4．先ほどの歯ブラシで、歯の表面に薬をよく塗りつけます（歯肉はこすらない）。
上の奥歯の内側によく塗りつけます。
5．ワンタフト（先の尖った歯ブラシ）を使って歯を1本ずつ、気のすむまで磨いてください。
一番奥にある歯の奥側の面にカンジダが多く付着していますから、ここをよく磨いてください。
6．歯と歯の間の部分をこすります。歯の隣接部を重点的にこすります。カンジダは、この狭い部分に多く付着しています。
（歯垢検知液〈赤い液〉で染まっているのがカンジダです）
（赤い部分を徹底的にこすり、除去してください）
7．洗い終わったら、口の中に液を溜めておきます（30分くらい）。
唾液が溜まってきたら、飲み込みます。
8．その後は、普通の生活に戻ってください。

　　　カンジダが多くいる間は、1日3回以上行ってください。
　　　　　　食後、すぐでなくても結構です。
　　　（満腹感がおさまってから行ってください）

◎　歯肉から出血したり、膿が出たり、腫れているときには『ヒノポロン』を（綿棒などで）その部分に塗ります。30分くらいはそのままで、唾液は飲んでも、吐き出しても構いません。
◎　化膿して、腫れている場合には『ジスロマック（抗生物質)』を服用してください。

　　　　　カビ退治は、簡単にはいきません。
　　　根気よく、真面目に、丹念に、正確に！！

歯垢検知液で染まらなくなったら、1週間に1回くらいでよいでしょう。

6. 実践にかんする障害

　さあ実行と思っても、アムホテリシンＢを処方していただける医師がいなければ、この安直な医療の恩恵を受けられません。医師が、早くこの療法を受け入れてくださることを祈るばかりです。

　しかし、東京女子医大では、リウマチの原因は歯周病と感じていますから、ここを受診して、アムホテリシンＢの投薬を受けましょう。

　その他の医科大学も訪ねてみる価値はあるでしょう。先に述べました東京大学病院を受診しましょう。順天堂大学も行っているかも知れません。手紙を送付した時の会長が順天堂大学の教授でしたから。

　アムホテリシンＢ（ファンギゾンシロップ、ハリゾンシロップ、その他）これこそがリウマチの特効薬です。苦しまないで、医師に、アムホテリシンＢ（ファンギゾンシロップ、ハリゾンシロップ、その他）の処方を頼んでください。

　遠慮しているのは苦しみが長く続くだけです。痛みから解放されるように、勇気を持って医師に頼んでください。医師も、すぐに、アムホテリシンＢがリウマチに効果のある薬と認識することでしょう。

　平成10年、私は『デンタルダイアモンド』誌上に「リウマチはカンジダ症」と発表しました。日本中のリウマチ専門病院から、爆発的発注が出ましたので、アムホテリシンＢ（ファンギゾンシロップ、ハリゾンシロップ、その他）が一時品薄となり、発注後2か月待ちになりました。ハリゾンシロップの売薬時の容量は2Ｌ瓶でした。通常は、24mlの小型の瓶でしたが、小分けではなく、販売したのです。

　このように、使用している病院もすでに存在します。アムホテリシ

ンＢがリウマチ治療薬として一般化する時期が早く到来することを期待します。

7．劇的な症例

最も劇的な症例を述べましょう。

40歳代のご婦人が、歯周病ということで来院されました。基礎疾患としてリウマチを治療中でした。右足は２つ折り状態で固着していました。背骨は、"Ｓ字"に湾曲していて、歩行困難状態です。ご主人に抱きかかえられて、治療椅子に座りました。顔色は、粘土色、皮膚はなめし革のように、硬くこわばって、ほうれい線も、目尻のしわもない、のっぺらぼうというべき顔貌でした

その方が、アムホテリシンＢの投薬開始３か月後には、顔色が少し白くなり、右足を抱えるようにしていたのが、だらりと垂れ下がってきました。４か月目からは、バスで、１人で通院してこられるようになったのです。顔色はみるみる改善していきました。なめし革のようにこわばった硬い状態から、笑うとしわが見えだして、表情が現れ出しました。能面のようなこわばった皮膚が、かわいらしい、女性の顔に戻っていました。９か月目には、健康な女性の体形になって、年齢相応の色気が満ちた美しい女性に戻っていたのです。

8．固定観念からの脱却

リウマチ学会は、リウマチは感染症ということは把握していました。

しかし、細菌とウィルスの分子生物学的研究はしていましたが、カンジダを想定していなかったのです。

「カンジダは、常在菌だ」という在来の固定観念から脱却できず、今日に到っています。

カンジダを除菌すれば短期間で治癒する感染症であると認識した医療が認められることを望んでいます。この日が1日も早く、日本全国、それどころか、全世界のリウマチ患者さんへの適用が始まることを心から祈ります。

9. 全身性エリテマトーデスへの有効性

全身性エリテマトーデスにも著効です。永年、全身性エリテマトーデスで療養していた方が、アムホテリシンBで治療開始後、間もなく、立ち上がって、歩いたのです。

父親から電話が掛かってきました。

「奇跡だ。歩いた」

父親が電話口で絶唱していました。

また、別の方から手紙を頂戴しました。

　　お陰様で、現在ブレドニン5mgで、今月の尿検査では、タンパク、潜血ともマイナスになり、主治医の先生から「この薬の量でコントロールできれば、非常に良い状態です」とのことでした。

　　2年前倒れた時は、点滴後、腹水がたまり、一晩中吐き続け、その後「全身性エリテマトーデス」の診断がくだされるまでの6

日間、転院したり、お腹の水はそのままで、全く何も食べられず、熱は下がらず、もうこのまま死んでしまうのではないかと思いました。

その後、ステロイドの大量投与で何とか命がありましたが、このまま入院の日が続くのかと途方に暮れました。

その頃、アムホテリシンBを使い、ビタミンCをとり続けた結果、歯と歯肉の色が良くなり、どんどんプレドニンの量を減らすことができました。

寝たきりだった私が、今では散歩や自転車で買い物に出かけられるようになりました。

また元気なって、ピアノが弾けるよう、精一杯、日々過ごしたいと思います。

また、別の患者の付き添いの方からも手紙をいただきました。

遂に、膠原病診断マイナスに到達されました。

ご両親、ご本人の慶びは誠に天にも登る心地と存じます。

私までうれしくて飛び上がる想いです。

実に顕著な治癒を示すのです。著効とは、まさにこのようなことであるとの典型例と思います。困苦している方々は、是非、アムホテリシンBでの治療を実行してください。数日中から、生活が激変するのです。

第1章　なぜリウマチはうがいで治るのか　**19**

10. リウマチによる他の臓器の病変

　カンジダの蛋白分解酵素によって、コラーゲン繊維の生成が正常に形成されなくなります。このことによって、

- 眼に異常が起きます……急性関節リウマチに合併した疾患が多く存在します
- 血管炎……血管の内膜のコラーゲン繊維が正常に生成されないのです。全身性動脈炎と末梢動脈炎が起きます。
- 骨……骨粗鬆症・膝関節症・運動器不安定症・各種脊柱変型・腰部窄症変形性脊椎症
- 肺にも影響が出ます
- 心臓……狭心症、心筋梗塞、心膜炎、冠動脈炎、頸動脈硬化症等
- 消化管……胃潰瘍、胃がん、胃ポリープ、大腸ポリープ、大腸がん
- 腎臓……膜性腎症
- 皮膚……皮膚血管炎など
- 貧血が起きやすい

しかし、これらの症状も、やがて寛解してきます。

11. 失われた運動機能の回復

　失われていた運動機能が回復してきます。たとえば、"0" に等しかった握力が、回復してきます。食材の買い出しに1人で行って、重い物を持ち帰り、包丁を使えるようになるので、料理ができるようにな

ります。「主人の食事が作れるのって、こんなにうれしいことなのね」といわれました。ハイキング、山歩き、趣味のランニングが復活できるようになります。

　リウマチは、困惑して苦しむ病気ではありません。アムホテリシンBの洗口と、飲み込むことにより、短期間で治癒する疾患です。このことを充分理解して、投薬してくださる医師を選べば、安楽な日常が戻ってきます。断言できるのです。それほど経過は保証できるのです。

　医師がこのことに理解できれば、リウマチはこの世代以後は発症しなくて済む疾病となるでしょう。その日が早く実現することを切望しています。

第2章

その他の疾患における真菌による
発生仮説

1. 糖尿病

糖尿病の本質について（河北の）仮説を述べます。

「糖尿病は、十二指腸のK細胞、小腸のL細胞が、カンジダにより、傷害を受けて、インクレチンの分泌量が激減し、さらに、分泌したインクレチンは、カンジダの蛋白分解酵素により、不活性化され、β細胞への作用を阻害していることに因る病態である。

分泌されたインクレチンはカンジダの蛋白分解酵素により不活性化されて、膵臓のβ細胞への作用が届かなくなり、β細胞より、インスリンが分泌されない。このために、インスリンの作用があって機能する生理現象を起こすことができない。毛細血管内膜のコラーゲン繊維が正常に生成されず、直径1ナノメーターのブドウ糖分子が毛細血管の物質通行路を通過して組織へ移行できない。そのため、血液中のブドウ糖量が、高濃度となる」

合併症といわれている疾患は、カンジダに因る独立した深在性真菌

22　第1部　真菌によるさまざまな疾患の発症とその治療法仮説

症（脳を始めとする内臓にカビが生える）です。

　これが現在は混同されています。早くこの混同であることが認識されて、確実に深在性真菌症の治療を同時に施術すべきことを認識した医療へと転換することを切に願っています。

　口腔で増殖し、唾液とともに嚥下されたカンジダが、K細胞、L細胞を損傷しています。

　カンジダを、アムホテリシンB（ファンギゾンシロップ、ハリゾンシロップ、その他）で、除菌することにより、糖尿病の初期では治癒します。

　しかしながら、β細胞が長期のインクレチンの作用が及ばずに廃用性萎縮を起こした症状は治りません。このような状態にしないように、全国民の口腔のカンジダ検査を行い、除菌すれば、糖尿病は発症せずに済みます。

　腎臓は、カンジダが大変感染しやすい臓器です。血液中に、カンジダが侵入して、6時間後には、腎臓にカンジダの膿瘍を形成するほどです。

　糖尿病には合併症が存在するように信じられていますが、これは誤りです。深在性真菌症が同時に多発していると考えるべきです。糖尿病の合併症としては、糖尿病腎症、糖尿病網膜症、糖尿病神経障害、その他脳梗塞、心筋梗塞、下肢の壊疽、認知症、歯周病などが上げられますが、これらはすべてカンジダが関与しているのです。

　血液中にカンジダが侵入すると、免疫細胞が、除菌のために貪食します。貪食した免疫細胞は、遊走性を失い、血管の内壁に付着します。これが真菌性疣贅（プラーク）です。血管の内壁が狭くなり、血流が

第2章　その他の疾患における真菌による発生仮説　23

阻害されて、組織の低酸素症を発症し、組織の細胞が壊死します。口腔のカンジダが、すべての病因の元凶です。また口だけでなく膣、皮膚（爪を含む）に、カンジダが存在する状態から逃れるために、除菌することが必須です。

腎臓の糸球体の毛細血管内膜のコラーゲン繊維が正常に生成されないので、糖や蛋白が尿細管から尿中へ流出してしまいます。カンジダを除菌すると、糖、蛋白が尿中へ出ることが止まります。

壊疽は、毛細血管内壁のコラーゲン繊維が正常でないので、酸素が組織中へ移行せず、低酸素症を生じ、細胞が壊死します。

緑内障は、線維柱帯のコラーゲン繊維が正常に生成されないために、太い線維柱帯が生じて、前房水の流出が悪くなり、眼圧が上昇するのです。

口にカンジダがいなければ、人間は、健常で生活できるのです。

医師がこのことを深く会得して、医療の革命を遂行すべきであると提言します。

2. 眼疾患

(1) 加齢黄斑変性

口にカンジダが存在するために、強膜（眼球の外側強膜のコラーゲン繊維）が正常に生成されず、体積が膨張しますが、骨の中（眼窩）で、外側には膨張できず、内側にせり出し、強膜内面の表面積が狭くなり、網膜が広すぎる分、網膜が剥離します。

剥離部分は、剥離すれば、血行障害が生じて、物質代謝が阻害され、

また、低酸素症が生じて、血管が新生してきます。

　それが黄斑付近で起きると、加齢黄斑変性を発症すると想定しています。カンジダが血液中へ移行して、血行性によるカンジダ眼病変が発症するのです。

(2)　緑内障

　先に述べましたように、緑内障はカンジダが口に感染していなければ発症しない疾患です。緑内障は、線維柱帯を構成する線維柱層板のコラーゲン繊維が不正な生成により、膨潤することにより、2〜3ミクロンの小孔が狭窄し、前房水のシュレーム管への通路である20〜30ミクロンの楕円形の間隙も狭くなり、前房水が円滑に排出されず、眼圧が上昇することが原因と推測します。強膜のコラーゲン繊維の膨潤も前房水の排出を阻害するでしょう。

(3)　網膜カンジダ症

　網膜にカンジダが付着して、視細胞を破壊して視力が失われる網膜カンジダ症が存在します。網膜が水虫状態です。

(4)　カンジダに起因する血行不良

　網膜の血管が、カンジダに起因する真菌性疣贅（プラーク）によって狭窄し、血行不良が原因の疾患も存在します。

(5)　硝子体混濁

　硝子体混濁も、カンジダが影響しています。硝子体膿瘍内にカンジ

ダの菌糸を認めるのです。

(6)　角膜真菌症

　角膜へ真菌が感染する角膜真菌症も多発しています。

(7)　白内障

　白内障は、水晶体内のコラーゲン繊維が正常に生成されず、濁って白くなるのです。口にカンジダが大量に存在している方の目に発症している症例が多く見られます。

(8)　脈絡膜症

　脈絡膜症を発症させる原因もカンジダです。

　視神経も圧迫されて機能障害を生じます。栄養血管が圧迫されて閉鎖性変化による視神経障害が虚血性視神経症です。視神経萎縮も起きます。

　このように眼球内にカンジダが侵入、感染する疾患が多く存在します。カンジダ性眼内炎も、カンジダ感染症として発症します。眼科疾患において、発症原因は、口腔で増殖し、口腔に感染しているカンジダであると（河北の）仮説を立てています

　口にカンジダが存在すると、鼻腔へ感染が拡大し、さらに鼻涙管を経由して眼球に感染します。

　眼科疾患は、リウマチ、膠原病、糖尿病等の、カンジダを原因とする疾患の方が、多いように感じます。強膜が膨潤するために、眼球内に入る血管は圧迫されて血行障害を発症します。このように、カンジ

ダが原因の疾患を発症させます。

3. 鼻疾患

(1) 鼻茸

　鼻茸はカンジダによる炎症です。鼻づまりの原因です。

　これがガン化すると上顎がんに移行する、という仮説を立てています。

　しかしながら、鼻茸は、アムホテリシンBを点鼻すると消滅する炎症です。口腔及び鼻腔からカンジダを除菌することが必要であると耳鼻科医は強く認識すべきと主張します。

(2) 副鼻腔炎

　副鼻腔炎も、カンジダが感染している病態のことが多くあります。

(3) 鼻アレルギー

　鼻アレルギーの原因もカンジダを除去すれば寛解する疾患です。

(4) 蓄膿症

　蓄膿症も、真菌と細菌の混合感染と仮説を立てています。

　抗生物質のみの投与では、カンジダが菌交代現象によってさらに増殖します。正確に培養検査を行って、正確な投与が必要です。

　さらには、口腔に真菌、放線菌が存在している状態では、鼻粘膜にも存在するとして除菌することを提案したいと考えます。口に、カン

ジダが存在していれば、必ずといって良いほどカンジダが鼻腔へ移行しています。鼻汁が多い症例では、鼻粘膜が損傷しているのです。

慢性副鼻腔炎において、真菌培養がなされているでしょうか。細菌感染のみでは、抗生物質投与で治癒するはずですが、寛解と急性炎症が繰り返して発症しています。これは、真菌感染が存在すると考えるべきです。

細菌の慢性炎症よりも、真菌の慢性炎症の方が多いのであると考えられます。鼻アレルギーは、鼻粘膜がカンジダにより細胞間橋が損傷を受けて、鼻粘膜に付着した物質によるアレルギー反応と捉えた方が常識的であると仮説を提起します。

4. 耳

(1) 中耳炎

中耳炎は、口にカンジダが存在するために、上咽頭が不潔になり、細菌、ウィルスが付着し、やがて増殖して耳管内を上行して中耳にいたり、発症するのです。

上咽頭が清潔ならば、耳管口周辺には微生物塊が存在せず、耳管での上行性感染は起きません。

中耳炎が発症した場合、まず、口腔を診査して、真菌（カンジダ、アスペルギルス、その他のカビ）の存在を確認して、先制攻撃的治療、早期推定治療により、抗真菌製剤の投与を行うべきと提言します。

細菌は、抗生物質により除菌可能ですが、真菌は除菌されず、慢性炎症へと移行します。難治性の炎症として、器質の破壊が起きてしま

います。

（ⅰ）　急性中耳炎

　急性中耳炎は、上咽頭が清潔ならば発症しないのです。上咽頭に
カンジダが増殖しているので、そこが細菌のたまり場となり、耳管
を細菌と真菌が上行性に移行して中耳に到り発症するのです。

（ⅱ）　慢性中耳炎

　慢性中耳炎は、細菌が除菌されても、真菌が残っているので、い
つまでも治りません。抗真菌製剤の投与が必要であると推測してい
ます。

（ⅲ）　滲出性中耳炎

　滲出性中耳炎も、カンジダによる感染症です。
これにも、抗真菌製剤の投与を考えるべきです。口から、カンジダ
が、のど、鼻へと移行しています。

（ⅳ）　好酸球性中耳炎

　好酸球性中耳炎は難治性です。喘息は、大多数が真菌性の炎症が
気管支に起きています。その真菌が耳管へ侵入して感染が起きてい
ると考えるべきです。抗真菌製剤の投与が必要と思われます。

(2)　加齢性難聴

　加齢性難聴の方は、口、膣、皮膚（爪を含む）に、カンジダが存在
しています。カンジダが血液中に移行して、蝸牛内に真菌性疣贅（プ
ラーク）を形成して、血行障害を起こし、低酸素状態になり、有毛細
胞の聴毛が抜けて、難聴が起こるのです。カンジダ除菌が難聴を防止
してくれます。

耳鼻科疾患は、口腔の真菌と密接に関係していると思われます。外的因子として、糖尿病が上げられています。糖尿病はカンジダによって発症しているので、口のカンジダ除菌が、加齢性難聴を発症させないためには重要な因子であると強く主張します。

5．咽頭

(1) 扁桃の炎症

咽頭部に存在する扁桃の炎症は、カンジダを除菌すると治癒します。アムホテリシンB（ファンギゾンシロップ、ハリゾンシロップ、その他）で、咽頭を洗浄すると、腫脹が寛解します。

副鼻腔炎、アデノイドなどの炎症も、カンジダが関与しています。

(2) 夜間無呼吸症候群

咽頭部に存在する扁桃がカンジダの感染に因って腫脹すると、昼間は立っているので、姿勢は前屈みですから気道を塞ぎませんが、横臥すると、横方向に広がるので気道が狭くなり、呼吸が止まるようになります。アムホテリシンBで扁桃の炎症を治療すると、夜間無呼吸状態は解消します。

(3) Bスポット

堀口申作教授が発見したBスポットとは上咽頭です。

Bスポット療法とは上咽頭に塩化亜鉛溶液を直接塗布します。Bスポットの病原菌を除菌すると、原因不明の病気が治るという治療法で

す。

　これは、咽頭のカンジダを除菌すると、多くの病気の原因菌である
カンジダが除菌されて、治癒すると解釈できます。堀口教授が咽頭の
微生物を同定すれば、今日、カンジダ症が蔓延している状態が解消さ
れていたことでしょう。

　最近、IgA腎症治療の堀田修さんや、多数の耳鼻科医が実施してい
ますが、聞くところによると、激痛がするようです。しかしながら、
アムホテリシンBでは痛みは全くなく、効果もアムホテリシンBのほ
うが有効です。

　この療法により、頭痛、腎臓病、運動器の異常、皮膚疾患、消化器
疾患などが寛解します。

　現在では、扁桃の切除が安易に行われていますが、このような必要
はなく、アムホテリシンBでの洗口によって口蓋扁桃、咽頭扁桃の
真菌を除菌すれば、切除と同様の効果が期待できます。扁桃腺を摘出
することは、人体の構造上、不適切です。人体組織は、すべて揃って
いることが生態的に必須で、生存可能だからです。

　切除を行う前にぜひ、アムホテリシンBでの洗口、うがい、飲み
込むという、洗口療法を試してみてください。高額な医療費の出費も
痛い思いもせずに、同様の効果が期待できるはずです。

(4)　咽頭がんの再発防止

　喉頭がんを繰り返し発症していた方も、アムホテリシンBでの洗口、
内服を行った結果は同様に、再発をしなくなりました。上咽頭のみな
らず、口腔を基点とする消化管、呼吸器のカンジダを除菌することを

推薦します。

6. 消化管、消化管潰瘍、ポリープ、がん

(1) 大腸ポリープ

　大腸ポリープは、アムホテリシンB（ファンギゾンシロップ、ハリゾンシロップ、その他）を内服すれば、短期間で消失します。内視鏡で切除したりせずに消滅する病変です。

　3か月毎に、3日間入院して切除していた方が、アムホテリシンB内服後に、慣例的に処置を受けましたが、医師が「こんな綺麗な粘膜を見たことがない」といって、その後は通院していないそうです。

　大腸ポリープが大腸がんに移行するのですから、アムホテリシンBで、大腸のカンジダを除菌していれば大腸がんにならなくて済むのです。

　カンジダの分泌する蛋白分解酵素が、染色体（DNA、RNA）を切断して細胞を変性し、形質転換（正常な細胞を腫瘍細胞に転換する）させると推測しています。

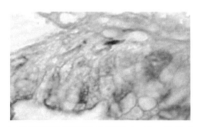

大腸ポリープ。大腸の組織が変性を起こしていることが認められる。

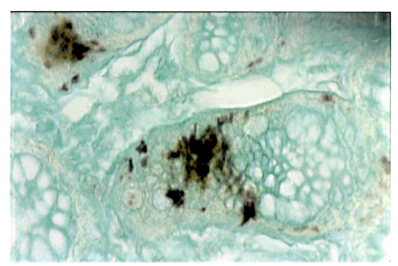

大腸ポリープ中のカンジダ

　写真上の黒い部分がカンジダの菌要素です。この写真は、消化管のポリープはカンジダ感染が原因であることの決定的証拠です。このことにより、消化管のがんに罹患しないためには、口をはじめとする消化管にカンジダが存在しないことが、決定的条件であることが理解できるはずです。

　現代では、二人に一人ががんになると言われています。

　これを防ぐためには、カンジダの蛋白分解酵素の作用が起きないようにすればよく、そのためには、口にカンジダがいないようにすればよいことがわかるでしょう。

　このことを含め、口、膣、皮膚（爪を含む）にカンジダが存在しないことが、健康長寿の根源です。ところが現在、カンジダは、日本人

の90％以上が感染しているというパンデミック状態です。

怖くありませんか？

口、膣、皮膚（爪を含む）から、カンジダを除菌しましょう。

(2)　潰瘍性大腸炎

潰瘍性大腸炎の患者も、アムホテリシンBを内服すると、10日後には、寛解しています。「ズボンをはいている暇がない」といっていた方が、治まるのです。元気になって、元通りの生活が戻るのです。クローン病の患者さんには出会っていませんが、恐らく同様に短期間で寛解するでしょう。ただ単に、アムホテリシンBの内服で健康が取り戻せるのです。

(3)　胃の疾患

胃に疾患がある方も同じです。永年、胃潰瘍で、いろいろな治療を受けていた方が、アムホテリシンBの内服で、治癒します。

(4)　食道ポリープ

食道ポリープを繰り返し発症していた方が、口のカンジダをアムホテリシンBで除菌して、飲み込むことを行った結果、発症が止まりました。

7.　痔疾等

痔疾も、口にカンジダが感染している方が発症しています。

細菌は粘膜を破壊できません。カンジダが、粘膜を破壊して、そこに細菌感染が生じます。

痔疾の方をアムホテリシンB（ファンギゾンシロップ、ハリゾンシロップ、その他）で口のカンジダを洗口して飲み込むようにすると、痔疾は治癒します。

痔疾は、カンジダと細菌の混合感染に因る炎症であると仮説を立てています。カンジダを除菌すると短時間で寛解し、治癒します。

痔瘻は、カンジダ感染が深部に及んで、長い深い炎症が遂に皮膚にまで達した物と考えられます。

脱肛の方も、カンジダの蛋白分解酵素が肛門を支持している腱のコラーゲン繊維の正常な生成を阻害すると、弾性が低下して肛門部を支えていられなくなり、ずり落ちてくるのが脱肛であると考えています。

裂肛は、肛門周囲のコラーゲン繊維の弾性が弱く、排便時に、十分に伸びないので、引きちぎれるために起きた傷と考えています。

8. 皮膚

(1) 皮膚カンジダ症

カンジダが皮膚に感染して、水虫状の皮膚カンジダ症を発症します。アムホテリシンBを塗布して、ラップで覆って、足ならば、靴下をはき、手ならば、ビニール袋を被せて、夜間就寝します。これを2日間くらい行えば、治癒します。7日目には、肥厚した皮膚ができてきて、それをめくり取れば、ピンク色の健全な皮膚が生えています。

(2) 爪水虫

　爪水虫（特に足の親指）ができやすいです。これが深在性真菌症の感染門戸となっている症例が多いです。

　足の指の爪水虫を完全に治癒させましょう。就寝の際、アムホテリシンBを爪に塗ってラップで覆い、靴下をはいてください。これを3回くらい行えば、綺麗な爪が生えてきます。

　爪が肥厚していたり、炭化して黒い、または、軟化しているような場合は、エンジン（切削器具）で、軟化爪質を爪床を残すのみまで削除し、超音波洗浄を行い、そこに空気を吹きかけて十分乾燥させた後にファンギゾンシロップを滴下して除菌します。

　1日置いた後に、来院させて、爪を削り、その切削粉を、10％KOH（苛性カリ）溶液中に落として、直接顕微鏡検査を行い除菌できているかを確かめます。

　除菌できていれば、そこに接着剤を塗布して、光重合させます。その上に、硬化後爪と同じブリネル硬度のレジンを充填して光重合させます。隣接する爪と同じ色の物を多数色用意して綺麗に仕上げします。これで、短期間できれいな指が再現できるでしょう。

　女性では、利き手の指の爪にカンジダが感染しています。人差し指と中指、中指と薬指の組み合わせで感染しています。男性でも、人差し指爪に感染している方がいます。これらは、膣にカンジダが感染していることが原因と考えています。

9. 川崎病

(1) 川崎病とは

　川崎病は、産道感染による、カンジダ感染症と推定します。

　生後の嬰児の口腔内においては、カンジダは酵母状菌です。移行抗体に因る物か不明です。感染力は、弱く、炎症を起こすことはありません。その後、免疫力が低下すると、糸状菌と変化して、歯肉などに感染し、歯肉炎を発症します。やがて、歯が生えてくると、う蝕を発症します。口腔カンジダ症を発症します。

　この時期には、確実に糸状菌です。カンジダは、まず、口に感染して、その後嚥下されて、消化管に至り、増殖します。消化管の常在菌ではありません。

　また、カンジダは、常在菌ではなく、病原菌です。このことが医療界において、誤った常識です。産道感染によって、垂直感染によって、所謂、母子感染が成立します。帝王切開児では、カンジダの感染は起きません。帝王切開児では、カンジダの感染が起きないので、成人してから、深在性真菌症（脳を始めとして内臓にカビが生える）を発症せず、正常分娩児よりも、健康長寿です。

　このことから、川崎病児は、カンジダの産道感染に因って、深在性真菌症を発症すると考えます。

(2) 推定される感染の流れ

　口腔内で増殖したカンジダが嚥下されて消化管、吸引されて気管支に付着し、カンジダが、細胞間橋（主成分．ケラチン）を、蛋白分解

第2章　その他の疾患における真菌による発生仮説　37

酵素によりアミノ酸に分解して、それをエネルギー源として、増殖し、粘膜下に侵入して感染し、血液中に侵入して来ます。

これを、除菌するために免疫細胞が貪食します。貪食した免疫細胞は、遊走性を失い、血管壁に付着します。これが所謂プラーク（真菌性動脈瘤、真菌性静脈瘤）を形成します。

川崎病はこの状態が具現化していると推測します。

(3) プラークによる血管炎発症の危険性

心臓の弁にプラークが付着すると、成人でも、切除しないと危険です。また、蛋白分解酵素が、血管の内膜のコラーゲン繊維の生成を阻害し、血管炎を発症させます。

川崎病患者でも、このような状態の血管壁となっていると推測します。

「唇が荒れて赤くなり、ひび割れて出血したり、カサブタができたりする。舌がイチゴのように赤くブツブツになり、『イチゴ舌』と呼ばれる状態になる。頸部リンパ節の腫脹」

これらの症状は、口腔カンジダ症の典型的病態です。また、家族内での発症は、産道感染に因る物です。これらの所見を総合しますと、川崎病は、カンジダによる疾病と推定されます。

(4) 川崎病の治療

川崎病の治療は、アムホテリシンB（ファンギゾンシロップ、ハリゾンシロップ、その他）による洗口、その後、嚥下させ、消化管内のカンジダを除菌します。血液中のカンジダには、抗真菌製剤を投与す

ることを行えば、血管炎は発症せずに済みます。

　川崎病患者母親の膣のカンジダ感染状態を把握いたしたく思います。産道感染が起きていることが確定すれば、出産時に、帝王切開児とすれば、川崎病は発症せずに済みます。

　川崎病患者は、成人した時の口腔内の状態は、如何でしょうか。歯肉炎、歯周病、う蝕が発症していることでしょう。このことが、実証できれば、さらに川崎病は回避可能です。出産時の産道感染を回避すれば良いと思います。

10. 深在性真菌症

(1) 多岐にわたる深在性真菌症

　口、膣、皮膚（爪は重要）に真菌が感染していれば、脳梗塞、心筋梗塞、肺炎（誤嚥性肺炎）、がん、腎臓疾患、認知症、アルツハイマー病、リウマチ、全身性エリテマトーデス、統合失調症、血管炎、大動脈解離、クッシング症候群、これら以外も発症することでしょう。

　これらの疾患に罹患しなければ、健康長寿を実現可能です。口、膣、皮膚からの真菌除菌を、最重要課題とした医療へ、変革する年であるよう、願っています。

　これらの内臓に真菌（カンジダ、アスペルギルス、その他のカビ）が感染する感染源は、大部分が口に存在するカンジダが原因です。

　ところが、歯科が、口の中の真菌に関心を持って治療に当たるべきところ、全く認識が、関心がないのです。

　また、口のカンジダを除菌すれば、歯周病、う蝕が発症しなくなる

と、口の中が壊れません。壊れなければ、ゲテモノ（インプラント、義歯、ブリッジなど）を装着できなくなり、歯科医院は、経済的に、経営的に破綻を来すことになるので、目前の利得に眼がくらんでいて、患者さんの全身の健康について熟慮する暇がないと考えているとしか想像できません。

　全身の健康を第一に考えなくてはならないのです。口の中の微視的な修復は二次的であっても良いのです。第一次的には、全身の健康でなくてはなりません。歯科界に対して、このことについて猛省を促すものです。

　一度、深在性真菌症に罹患すると、元通りには治癒しない症例が多いのです。3臓器以上に同時に感染している症例、脳を含む2臓器以上に感染している真菌性敗血症となれば、治癒は困難です。（CANDIDIASIS より引用）

　消化管では、胃を始めとして、小腸、大腸に病変を形成します。

　呼吸器では、気管支、肺組織に病変を形成します。

(2)　深在性真菌症の推定される感染源

　感染源は、前述したように、口、膣、皮膚（爪を含む）に、カンジダが存在するとこれらのカンジダが、侵入門戸はどこからでも良く、侵入して感染することが理解できるのです。

(3)　誤診されるケースの多い深在性真菌症

　真菌症として診断される症例よりも、誤診されている割合が非常に多いと考えています。

医師が「カンジダは、常在菌である」という認識であることが、この誤診を招く原因です。

　「常在菌である」という概念を捨てるべきです。

　真菌中心の医療が確立されれば、多くの患者さんが辛苦に喘がずに済むのです。認識を改めることが近代医療としての医療体系の本筋であると断言します。忌まわしい、深在性真菌症（脳を始めとして内臓にカビが生える）を食い止めようではありませんか。

(4)　深在性真菌症に対する薬剤療法

①予防投与

　口腔などに大量に真菌が感染しているような症例では、深在性真菌症を発症させないように、予防を目的として投与します。

②経験的治療

　真菌は検出されていないが、深在性真菌症が疑われる場合には、重篤化を避けるために、投与する場合があります。

③標的治療

　起因真菌が確定したときの治療法です。

④早期推定治療

⑤先制攻撃的治療

　上記２つは、新たな治療概念として提唱されています。

　真菌は、感染すると治癒しにくい疾患です。なるべく早期に重篤化しないうちに真菌を根絶しなければ、難治性の病態をたどり、悲惨な結末を迎えることになります。

歯科、医科ともに、従来の「カンジダは常在菌である」という陳腐な概念を一蹴して、新たな概念に基づく医療へ大変革しなければならないのです。

　歯科医師、医師の奮起を満腔より、万感を込めて絶唱致します。

　（深在性真菌症に対する抗真菌薬療法、時松一成、日本医真菌学会雑誌）

11. 脳疾患

　脳梗塞を発症した方は、すべて口にカンジダが大量に存在する方々です。このカンジダが歯肉を始めとして、消化管・呼吸器の粘膜を侵入門戸として血液中に入り、感染を起こします。このカンジダを除菌するために、免疫細胞が貪食すると、遊走性を失い、血管の壁に付着するようになります。これが真菌性疣贅（プラーク）です。さらに、この真菌性疣贅が１か所に積み重なると、塞栓を形成します。これが血管中に多数形成されていて、何かの作用ではがれて、脳に到り、脳の血管に詰まると、脳梗塞を起こします。

　脳梗塞は、口からカンジダを除菌してあれば、発症しても、後遺症は、起きません。理由は、脳細胞は、毛細血管から直接、酸素、栄養素を供給されるのではなく、神経膠細胞から供給されるのです。

　神経膠細胞に、貯留されている物が当てられます。毛細血管が正常ならば、十分量が貯留されています。カンジダの蛋白分解酵素により、毛細血管の内膜のコラーゲン繊維が正常に生成されなければ、供給量が少なくなり、過剰な貯留ができず、血流が遮断されると、短時間で、

枯渇してしまい、低酸素症が起きて、神経細胞が死滅するので、後遺症が起きます。

　カンジダが存在していなければ、毛細血管の内膜のコラーゲン繊維が正常で、神経膠細胞内には十分な貯留があるので、長時間血流が遮断されても、神経細胞は生き残り、後遺症が起きません。

　患者さんが、治療室に入ってくる時に、「グウパーグウパー」をしている方は、脳梗塞を起こした方々です。「脳梗塞を起こしても、このように後遺症が起こっていない」ことを示しています。

　口からカンジダを除菌することが如何に重要か、理解していただけたと思います。

12. アルツハイマー病とその他の認知症

　認知症も、脳にカンジダが感染していることが証明されています。

　アルツハイマー病は、アミロイド色素が貯留することにより発症します。

　アミロイド色素は、神経細胞の老廃物が神経小膠細胞によって毛細血管に排出されるのですが、毛細血管のコラーゲン繊維が正常でないと、排出が行われず、溜まってしまう。これが原因です。

　カンジダの蛋白分解酵素によって、脳の毛細血管内壁のコラーゲン繊維が正常に形成されないために、毛細血管の物質通行路が正常に形成されず、アミロイド色素が毛細血管の外側へ移動できないために、神経小膠細胞内に残留し続けることになります。すると、神経細胞の環境が悪くなり、機能が低下すると推測しています。

第2章　その他の疾患における真菌による発生仮説　43

2015 年発表されたスペイン研究者チームの論文によれば、

「対象としたアルツハイマー病の患者 11 人（62 〜 92 歳）全員の脳組織と脳血管で、カンジダを含む複数種の真菌細胞と真菌菌糸が確認された」

と発表しています（Scientific Reports）。アルツハイマー病に罹患していなかった対象者 10 人からは、真菌要素は発見されなかったのです。

この研究で、カンジダ以外の数種類の真菌が見られたことで、アルツハイマー病の進行と病状の軽重が、患者毎に異なる理由が説明可能としています。さらに、真菌感染症のゆっくりとした病気の進行状態や炎症反応といったことは、アルツハイマー病の特徴に合致する、ともしています。

認知症には、脳血管性認知症があり、認知症患者の 2 割を占めています。脳血管性認知症とは、脳梗塞や脳出血など、脳の血管障害に因って起こる認知症です。脳の血管が詰まってなる脳梗塞の範囲が増えたりすることによって脳の機能が低下することによって増悪します。口、膣、皮膚（爪を含む）に、カンジダが存在しなければ、認知症は発症せずに済むのです。

13. ALS（筋萎縮性側索硬化症）

この疾病は、口、膣、皮膚（爪を含む）に、カンジダが存在しなければ発症しないことを河北の仮説として提唱します。

カンジダの産生する蛋白分解酵素の濃度が高く、毛細血管の内膜の

コラーゲン繊維の生成を阻害する状態が発生すると、酸素、栄養素が神経膠細胞へ移動しにくくなり、神経細胞やそこから突出している軸索への酸素の供給が不可能となり、軸索が機能を保てなくなります。

　さらに、神経膠細胞が低酸素症に陥ることにより、死滅するかも知れません。

　このような状態になれば、軸索の機能低下、さらには破壊が起きて、遠心性インパルスが伝達不能に陥り、筋肉が作動しなくなると考えられます（次頁図参照）。

　これが、筋萎縮性側索硬化症発症のメカニズムであると、私は仮説を立てました。

　仮説の根拠は、この疾病に罹患した患者さんの口がカンジダの濃厚感染状態だったからです。また、足の親指の爪が爪白癬の重症状態の患者さんもおられました。

　ALS患者さんには床ずれが起きません。この理由は、カンジダに因り、コラーゲン繊維において、膠原病である象皮病と同様の変異が起きているからだと推定できます。

　これらの仮説が正しければ、口、膣、皮膚（爪を含む）が清潔ならば、この疾患には罹患せずに済むと断言することができます。

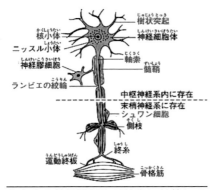
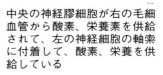

左中央の神経膠細胞が軸索に付着している状態を示す

中央の神経膠細胞が右の毛細血管から酸素、栄養素を供給されて、左の神経細胞の軸索に付着して、酸素、栄養を供給している

上記2図：郭 伸「2. 興奮性細胞死仮説｜ALS／LIVE TODAY FOR TOMORROW」,<http://www.als.gr.jp/public/als_about/sickstate/sickstate_02.html>2018年7月1日アクセス

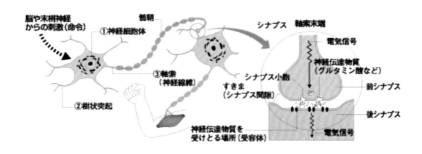

「ALSの原因は？｜ALS／LIVE TODAY FOR TOMORROW」,<http://www.als.gr.jp/public/als_about/about_05.html>2018年8月21日アクセス
(LIVE TODAY FOR TOMORROW　ALS筋萎縮性側索硬化症の疾患・治療に関する情報プログラム　東京大学大学院医学系研究科　疾患生命工学研究センター客員研究員　郭　伸)

軸索（長くつながる珠々玉）に取り付いている神経膠細胞の作用が
カンジダの蛋白分解酵素により阻害されて、軸索の機能が低下し、シ
ナプスの神経伝達物質が次の受容体へ移行できず、そのために、筋肉
が作動しない状態が起きると推測できます。

　筋萎縮性側索硬化症の患者さんの中には有名な方々がおられます。

　天才理論物理学者のスティーヴン・ホーキング博士です。

　彼は若い時代には、右上第一大臼歯に金属冠が装着されていました。
カンジダに因るう蝕が存在していました。晩年は、下顎前歯４本のみ
が残っている状態でした。

　これらから、激烈な歯周病を発症したことが推測できます。

　つまり、長い年月にわたり、博士の口腔はカンジダに感染していた
のです。

　もし早い時期に、口からカンジダを除菌していれば、筋萎縮性側索
硬化症は進行せずに済んだと推測します。

　日本では、フランス文学者の篠沢秀夫元学習院大学名誉教授も、筋
萎縮性側索硬化症を発症しました。

　彼も歯周病を発症していたために、残存歯牙が少なかったように見
えました。また、左足親指の爪が、重篤な爪白癬を発症していました。
これらから、口のカンジダ、爪からもカンジダ感染が継続して起きて
いたと考えられます。

　早期に、これらのカンジダが除菌されていれば、筋萎縮性側索硬化
症は重症化せずに済んだはずです。

　2014 年夏、「アイス・バケツ・チャレンジ」が世界中で流行したの

第 2 章　その他の疾患における真菌による発生仮説　**47**

をご存知でしょうか？　マイクロソフト社のビル・ゲイツ氏、ソフトバンク社の孫社長など多くの方が、氷水を頭から被って、筋萎縮性側索硬化症の治療研究のための費用集めをなさいました。

これらの著名人が、「口からのカンジダ除菌を！」と、氷水を浴びながら絶唱されていたならば、今日では、顕著な治験の結果が得られていたはずなのにと慚愧に堪えません。

カンジダは、半数が標準株、半数が変異株（DNA 配列が異なる）です。

患者の DNA と、感染しているカンジダの DNA の組み合わせにより、発症する方と、発症しない方が分別されているかも知れません。

いずれにしても、筋萎縮性側索硬化症が発症した軽度の時期に、口、膣、皮膚（爪を含む）から、カンジダを徹底除菌すれば、病状の進行を阻止することが可能であると推測しています。

口のカンジダは、誤嚥されて、肺に到り、肺カンジダ症を発症します。

しかしながら肺炎を発症しても、「肺カンジダ症は稀である」という、誤りだと考えられる現在の認識からは、肺炎治療に抗真菌製剤（カンジダなどのカビに有効な薬剤）を投与する方法が試されることはむずかしいでしょう。これでは、筋萎縮性側索硬化症患者の肺炎は、不治の病でありつづける可能性が大です。

「口、膣、皮膚（爪を含む）から、カンジダを徹底除菌」が常識となる日を期待しています。

これは筋萎縮性側索硬化症に限ったことではありません。深在性真菌症（脳を始めとして内臓にカビが生える）すべてに言えることです。

医師、歯科医師の認識が発展することを熱望してやみません。

14. 統合失調症

　小腸の基底細胞がカンジダに因り損傷を受けると、セロトニン、ドーパミンの分泌が減少すると仮説を立てています。

　現在、セロトニンの血中濃度が80％以下となると統合失調症を発症すると考えられています。血液脳関門をセロトニンは通過できないと定義されていますが、少量の物が通過できていると推測しています。

　7年以上も、統合失調症で、入院していた方が、アムホテリシンB（ファンギゾンシロップ、ハリゾンシロップ、その他）で、洗口し、その後飲み込むようにした結果、短期間で回復して、日常の生活に支障が起きなくなります。このような、精神疾患の方が劇的に回復することが発見できました。

15. 心筋梗塞

　血液中に入ったカンジダを、免疫細胞が貪食すると、遊走性を失い、血管壁に付着するようになることは先に述べました。これが真菌性疣贅（プラーク）です。

　プラークは1か所に積み重なると、肉牙腫を形成します。これが剥がれて、詰まると、塞栓となります。脳梗塞と同様に、心臓の動脈にも詰まります。心筋梗塞です。プラークが徐々に積み重なってくると、狭心症となります。心臓内部の弁に、真菌性疣贅が付着すると、動きが悪くなり、切除します。房室結節（刺激伝導系）がカンジダに因って冒されると、心房細動が起きて、血栓ができる可能性があります。

第2章　その他の疾患における真菌による発生仮説　49

これが脳に行って詰まると、脳梗塞が起きます。

16. 心疾患

心臓疾患を発症する原因は、カンジダが血液中に侵入することにより発症すると推測します。

カンジダは常在菌であるとの認識は非常識であり、カンジダを軽視しています。現在の医療は、真菌症については後進的であり、稚拙な面があるといえます。

心臓を破壊する原因は真菌（カンジダ、アスペルギルス、その他のカビ）が主体です。このことが理解できていません。

心疾患とは、心筋梗塞、狭心症、弁膜症、伝導異常、感染症が主たる物です。これらはカンジダが関わっているのです。

口、膣、皮膚（爪を含む）に、カンジダが存在し、それが血液中に移行して深在性真菌症（脳を始めとして内臓にカビが生える）を発症します。血液中のカンジダを貪食性細胞が貪食すると、遊走性を失い、血管内面に付着します。これが真菌性疣贅（プラーク）です。

このプラークが1か所に積み重なると、肉牙腫を形成します。これが冠動脈にできると、内腔が狭くなり、血液の通過量が減少して、心筋が酸素不足となり、低酸素症により運動異常を起こします(狭心症)。血液が遮断状態になると、心筋が低酸素症で死滅します。これが心筋梗塞です。

僧帽弁、三尖弁、肺動脈弁が、カンジダが感染すると不調になります。真菌性疣贅が付着すると、切除せねばなりません。

50　第1部　真菌によるさまざまな疾患の発症とその治療法仮説

弁膜症は、リウマチの方が発症することが特定されています。リウマチはカンジダ症であることは先に述べました。

　リウマチは他愛ない感染症です。アムホテリシンＢ（ファンギゾンシロップ、ハリゾンシロップ、その他）で口を洗口して、飲み込むようにすると、早い方は、翌朝にはけろりと治っています。

　糖尿病患者は、虚血性心疾患の発症率が高いのです。糖尿病はカンジダに因る感染症です。

　洞結節をカンジダが傷害すると、心房細動が発症します。

　このように推理していくと、心疾患は、カンジダを除菌した清潔な、口、膣、皮膚を保っていれば発症せずに済む疾患であると断定できます。現在の、細菌・ウィルス中心の医療から、真菌を中心とした医療への転換が、必須であると断言します。医療界の奮起を求めます。

　心疾患は、治療するという概念ではなく、発症させないという予防を重視した医療を考慮すべき疾患です。このことから、口、膣、皮膚（爪を含む）に、カンジダが存在しないように、アムホテリシンＢ（ファンギゾンシロップ、ハリゾンシロップ、その他）での投与法を確立すべきです。

　全国民の口、膣、皮膚（爪を含む）に、カンジダが存在しなければ、心疾患発症による負の負担を軽減でき、健康長寿を達成可能です。非常に安易に実現可能です。歯科医師が、医師が、全国民の健康を管理すれば良いので、個人番号により登録した管理態勢を構築すべきであると提案します。また、この制度により、死因上位の疾患も管理でき、健康長寿のためより強固な態勢が確立できます。国家予算における介護医療費が膨大になることを軽減可能であり、富国を実現できます。

政府の認識を求めます。

17. 血管炎

　血管の内膜のコラーゲン繊維の生成が、カンジダが生産する蛋白分解酵素によって阻害されることで、内膜が正常ではなくなり、弾性が低く、内圧に対する抵抗力も弱まるという状態が起こります。ここに内圧がかかると、断裂または、怒張が生じます。大動脈解離、動脈瘤がこれです。

　口、膣、皮膚に、カンジダの大量感染が見られる方が発症します。

18. 喘息

　喘息は他愛ない疾患と思えます。短期間で寛解します。

　喘息患者は、アスペルギルスというカビが口に存在する方が多いように思われます。また、口に、得体の知れない真菌が感染しています。猫の毛、ダニの死骸などをアレルゲンとしていますが、私は、これらに付着していた真菌が口腔で増殖して、気管支に吸引されて、気管支の浅在性真菌症を発症しているのではないかと考えています。

　喘息患者の口を、アムホテリシンB（ファンギゾンシロップ、ハリゾンシロップ、その他）で洗口して、飲み込むようにすると、短期間でステロイド吸入を行わなくても、発作が起こらなくなります。永年、自宅から外出することがなかった方々が、外出できるようになり、新しい生活が取り戻せているようです。

医師の方が、この洗口法を実施してくださることを望んでいます

19. ベーチェット病

　ベーチェット病は、口内炎、皮膚疾患を主たる症状とする原因不明の疾患です。口、膣、皮膚に、カンジダが存在する方が発症していると、推定しています。

　歯周病、う蝕、扁桃腺炎を発症している方が罹患しているようです。これらはカンジダが起炎菌ですから、口腔カンジダ症をアムホテリシンB（ファンギゾンシロップ、ハリゾンシロップ、その他）で洗口し、嚥下することで寛解する疾患と想定しています。さらに、抗真菌製剤を内服すれば良いと思います。

　また、針を皮膚に刺入すると、その部位が化膿するのは、クッシング症候群、潰瘍性大腸炎などが皮膚疾患を発症するのと同様に、血液中のカンジダが、その部位に感染病巣を形成するためであろうと推測します。消化管内膜に潰瘍を形成する病態も、深在性真菌症と同様です。

20. 骨・筋肉

(1) 「フレイル」とは

　閉じこもり、孤食意欲・判断力や認知機能低下、うつ・低栄養・転倒の増加、口腔機能低下身体的精神的加齢、自立不能などです。

(2) フレイルの多面性

　加齢とともに、心身の活力（例えば筋力や認知機能等）が低下し、生活機能障害、要介護状態、そして死亡などの危険性が高くなった状態です。このような運動機能の低下をもたらすのは、口の中にいる真菌（カンジダ、アスペルギルス、その他のカビ）が生成する蛋白分解酵素です。これがコラーゲン繊維の生成不全の原因となっているのです。

(3) 推定されるカンジダの存在

　歯周病、う蝕を発症していることが、カンジダの存在を示しています。口、膣、皮膚に、カンジダが存在しなければ、このような不健康な状態にならなくて済むのです。医療界がこのことを強く認識して、運動器官の健全化を推進しましょう。

　骨はコラーゲン繊維とカルシュウムから成り立っています。鉄骨に相当するコラーゲン繊維が弱体化されるために、骨折などが容易に起きます。

　関節の軟骨も、コラーゲン繊維が主成分です。もろいので、すり減りやすくなっています。膝関節の軟骨がすり減って、痛くて歩けなくなり、人工関節に置換した方はすべて口がカンジダで汚染されていました。股関節においても、人工股関節置換術を受けられた方は口が汚染されていました。脊柱の軟骨もつぶれやすくなります。強い骨格系を保ち続けるために、カンジダを除菌することが第一です。

　筋肉、腱もコラーゲン繊維が主成分です。健全な組織を保っていなければ、正常な機能を発揮できません。著名な運動選手の口は、清潔

です。歯肉炎、歯周病などは微塵もその気配はありません。清潔な口腔が健全な筋肉、腱を保つ原動力です。

21. クッシング症候群

　クッシング症候群のうち副腎腺腫型の一例について述べます。

　女性です。当院に来院時には、すでに片方の副腎を摘出していました。皮膚の肉牙腫も顔面の物を残すのみで、すべて切除していました。顔面には、10円貨幣大の肉牙腫が存在していました。歯周病の治療を希望されて来院されました。

　歯垢を培養して同定検査を行いました。結果はPhialemonium curvatumという真菌が感染していました。

　これをファンギゾンシロップで洗口し、飲み込むように指導しました。クッシング症候群に対する治療として、両手に乗るほど大量の薬剤を内服しているということでしたが、3か月目には、薬剤は半減したそうです。顔面の肉牙腫も治癒し、平坦になりました。6か月後には、薬剤の内服が必要でなくなりました。今後は、1年に1回の通院で、経過観察ということになったのです。

　担当医から、肉牙腫の切片の提供受け、グロコット染色を行った病理組織標本では、肉牙腫内が、Phialemonium curvatumの胞子で充満していました。このことから、クッシング症候群は、Phialemonium curvatumの感染症であることが確認できました。

　今後は医科におけるクッシング症候群の治療において、Phialemonium curvatum感染症であると確認を御願いします。同時

にアムホテリシンBの洗口、嚥下を治験していただきたく切望いたします。

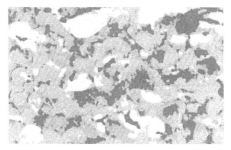

肉牙腫中の Phialemonium curvatum（黒点）

22. 性器

　カンジダと聞けば、直感的に女性器の疾患を思いつくでしょう。かなりの方がこれに罹患しています。

　女性で口にカンジダが感染していると、唾液とともに飲み込み、消化管内で増殖して、肛門から排出されます。

　これが女性器に移行して感染する症例が主です。

　その他では、性行為の際に男性の唾液、または性器から感染させられます。

　これが生理の時のかゆみの原因です。さらに、子宮頸管部ポリープを発生させる元凶です。これが子宮頸管がんに移行すると推定しています

　また、出産時に、新生児の口に移行して、産道感染を起こします。

これが生涯、これまで述べてきた難病を発症させる原因です。

清潔な膣が求められます。出産時には、産科医が必ず、膣のカンジダを除菌することを強く切望します。

カンジダが感染している膣に男性器を挿入する行為、即ち性行為を行うと、男性尿道を、カンジダが上行性の感染を起こして、前立腺に達して、前立腺肥大、さらに前立腺がん、膀胱に至って、潰瘍、がんを発症させる原因となります。亀頭周囲炎を発症します。

膣カンジダ症は性交時に痛みを感じるようになります。障害となるのです。また膣からカンジダが血液中に入り、深在性真菌症を発症させるので注意しなければなりません。

膣にカンジダが存在している方が、自涜を指で行うと、爪にカンジダが感染して爪カンジダ症を発症して見にくい爪となります。男性でも、カンジダが存在している膣に指を挿入する行為を行うと、爪カンジダ症を発症して見にくい爪で劣等感を感ぜざるを得なくなります。膣を清潔に保つことです。

23. 腎疾患

腎臓は極端に、カンジダに感染する臓器です。

血液中にカンジダが侵入して6時間以内に腎臓に膿瘍を形成し、腎臓組織が破壊されます。

この範囲が拡大すると、人工透析を受けなければなりません。2日毎に8時間ベッドに臥して、血液の浄化をしなければなりません。考えるだけで憎悪を感じます。

これを避ける最善の策は、口、腟、皮膚（爪を含む）に、カンジダが存在しないようにすることです。清潔な全身が健康長寿の元であると強く認識しましょう。

24．浅在性真菌症（歯周病・う蝕）、口腔カンジダ症

　現在の歯科医療は、根底から間違っているのです。歯周病は、カンジダ症です。

　病理検査では、歯周病の病理診断は、

「Epulis with lymphocyte infiltration」（リンパ球浸潤を伴う歯肉腫）です。所見として、

「提出された歯齦部扁平上皮性粘膜組織においては、粘膜直下において間質の炎症細胞浸潤が目立ちますが、特にリンパ球浸潤がやや強く認められます。malignant lymphoma（悪性リンパ腫）の可能性について考慮し、臨床的所見とも比較検討を行ってください。同時に行った特殊染色により真菌感染が認められます」

　歯周病という疾病は存在しないのです。このことを、歯科界は深く反省して、正しい診断基準によって、施術されるべきであると強く訴えます。

　適切な病態に即した歯科治療を即刻行うべきです。歯肉切除は行ってはなりません。歯肉溝内の大量のカンジダ、その他の細菌類を、切断面の毛細血管内に、流し込むような危険な行為は行ってはなりません。後に、深在性真菌症（脳を始めとして内臓にカビが生える）を発症させる原因となるのです。脳梗塞、心筋梗塞、認知症、多系統萎縮

症、アルツハイマー病、腎疾患、肺炎など、死因の上位に羅列されている疾患の発症をわざわざ、起きるように歯科医師が行っているという事実を知るべきです。

歯科医師がまず、行うべき医療は、口の中の真菌（カンジダ、アスペルギルス、その他の雑多なかび類）、放線菌を除菌することです。

歯科界は、放線菌について、全く無知、不知、無関心、無認識です。放線菌は、歯肉、むし歯を侵入門戸として、深在性放線菌症（脳を始めとして内臓に放線菌が生える）を発症しています。難病です。ペニシリン 1500 万〜 2000 万単位を毎日、1 年間くらい、投与し続けなければならないのです。歯科医師の奮起を求めます。

歯周病、むし歯は、カンジダというカビが感染した、浅在性真菌症（粘膜皮膚内に限局してカビが生える）です。このことを理解すれば、第一義的な歯科治療は、口からカンジダを除菌することであると認識しなければならないのです。

口にカンジダが感染して、口腔カンジダ症を発症します。口腔カンジダ症が、重症化して、口にカンジダが充満して、やがて唾液とともに飲み込むこととなって、咽頭、喉頭、食道を始めとする消化管に流れこんで、消化管の内面の細胞を損傷させ、食道ポリープ、胃ポリープ、胃潰瘍、大腸ポリープ、痔疾などを発症させます。また、先に述べましたような腎臓の疾患も発症させます。

歯科医師は、口のカンジダに強い認識を持ち、第一に、口から真菌（カンジダ、アスペルギルス、その他のカビ）を除菌することが歯科医師の使命であると思い込みましょう。このことが患者に対しての歯科医師の義務です。

歯周病、むし歯の治療は２次的な医療であると認識してください。

歯肉溝内の微生物を滅菌することなく、歯肉切除をすれば、毛細血管に、ここにいた微生物（カンジダなど）が大量に移行して、深在性真菌症を発症させる原因を造っていることを自覚しましょう。

「この患者が年を取ったときに深在性真菌症（脳を始めとして内臓にカビが生える）でうんと苦しむようにしてやるぞ」と無知なために、歯科医師が、わざと行っているとしか思えない現在の治療法をいぶかります。即刻、現在の真菌（カンジダ、アスペルギルス、その他のカビ）に対する、無知、不知、無関心、無認識な医療を改革しましょう。歯肉の切除、歯石除去、盲嚢掻爬、歯周検査等の蛮行を即時廃止しましょう。

微生物学的に合致した医療が求められています。歯科医師諸君の奮起を求めます。ゲテモノ（インプラント、義歯、ブリッジなど）は、博物館の中の物となる日を熱望しています。

以下の写真は、著者が制作した歯垢の直接顕微鏡検査写真と歯肉の病理組織標本写真です。これが口腔における真菌（カンジダ、アスペルギルス）、放線菌の実情です。この真菌類が口の中で繁殖して、歯肉、歯牙に感染しているのが、歯周病、う蝕であることを強く認識していただくために掲載します。

なお、細菌類は感染していません。

このことから、口の中から、真菌類を除菌すれば、歯周病や虫歯にはならないことをご理解ください。この真菌が嚥下されて消化管に到り、消化管のがんの発生原因となります。さらに、気管支に吸い込まれて、喘息や肺炎を発症させていることを強く意識してください。

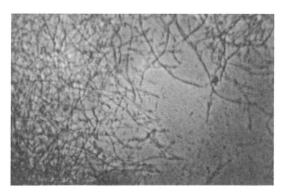

歯垢中のカンジダ

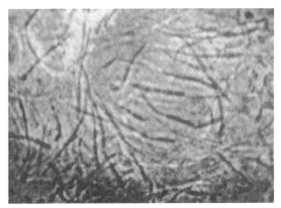

歯垢中のアスペルギルス

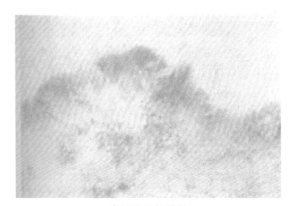

歯垢中の放線菌

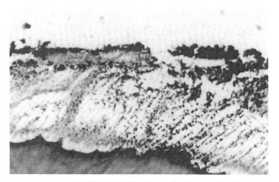

エナメル質初期う蝕(黒い点がカンジダ)

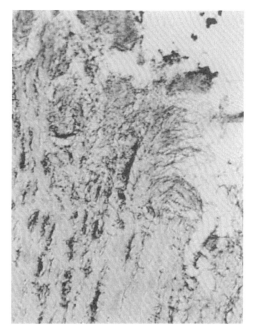

象牙質う蝕(糸状の物がカンジダ)

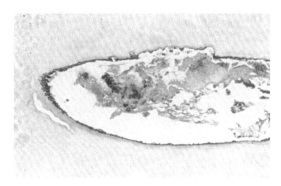

象牙質う蝕中のカンジダ

第2章 その他の疾患における真菌による発生仮説 63

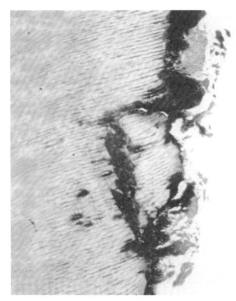

歯根う蝕のカンジダ

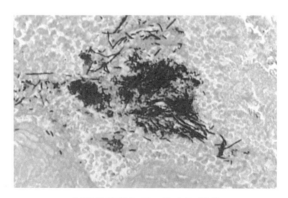

歯肉に感染しているカンジダ

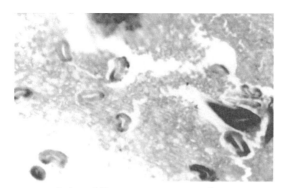

歯肉に感染しているアスペルギルス

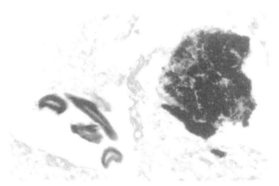

歯肉に混合感染しているカンジダとアスペルギルス

第2章 その他の疾患における真菌による発生仮説 65

第3章

老化防止策における真菌除菌と老年期の幸福に関する仮説

(1) 老化防止とは健全なコラーゲン繊維を保つこと

健康な人でも、年を取ると肉体的に劣化してきます。この劣化速度を遅くすることが老化防止策です。

これには、筋肉、腱を構成するコラーゲン繊維が健全であることです。

すでに述べましたように、カンジダが分泌する、蛋白分解酵素が阻害要因ですから、口、膣、皮膚（爪を含む）に、カンジダが存在しないことです。

そのためには、アムホテリシンBでの洗口が欠かせません。

(2) 有効な手段はビタミンCの積極的な摂取

細胞分裂時に必要なテロメアという物質がすべて使い果たされると、細胞分裂を起こさなくなるのですが、栄養状態が良いと、復活します。また、ビタミンCの小腸での濃度が高くないと、鉄、カルシュウムの吸収が順調に行われないのです。

ビタミンCは、食物から必要量を摂取することは無理です。サプリメントとして、武田薬品、藤沢薬品から粉末が売られています。これ

66 第1部 真菌によるさまざまな疾患の発症とその治療法仮説

は1袋200mgが10円くらいです。これを毎日、飲んでいれば健康長寿でいられます。健康長寿であることが人間にとって最も望ましい状態です。

　ビタミンCは、さらに、コラーゲン繊維の精製時に、触媒として必要です。ペプチド（アミノ酸が5～6個繋がっている物）を繋いで長いコラーゲン繊維を造ります。

　副腎皮質ホルモンは、ストレス時に対応するホルモンです。これは、副腎で、コレステロールとビタミンCが化合して生産されます。高栄養な食事でコレステロールを蓄え、ビタミンCを豊富に摂取していれば、ストレスに強くなれます。

　活性酸素が、老化の根源的毒性を発揮する物質です。活性酸素を、短時間で除くことが健康を維持できるのです。活性酸素が発生すると、ビタミンEが、捉えて、ビタミンCに渡して、ビタミンCは短時間後に、腎臓から排出されます。ビタミンCは、体内に存在する時間は6時間ほどです。このビタミンCの補給が大切です。

　ビタミンCの大量摂取により、健康長寿を勝ち取りましょう。

　人生を謳歌しましょう。

(3)　性生活の充実による幸福感の増大

（ⅰ）オルガスムスを介した健康長寿で生気に満ちた人生

　妻との楽しい時間こそ、人生の楽園といえます。妻へのオルガスムスを与え続けることこそ、男子の本懐であり、女性として最も楽しい、うれしいことなのです。

　しかし女性の95％は、真のオルガスムスを知ることなく老いて

いるのが実情です。これを感じさせることが、健康長寿で、生気に満ちた人生です。

（ⅱ）　性行為の工夫によるオルガスムスの獲得

　性行為の方法を工夫しましょう。

　女性にオルガスムスを感じさせる要点は、Clitoris（陰核）に存在する陰部神経小体に対して、刺激を加畳（加え）することです。

　閾値（感覚細胞が興奮するために必要な刺激の量）に達すれば、感覚細胞が興奮して、電気を発生し、それが陰部神経、脊髄を通って脳に達することで、女性の脳を全部（1,200 ～ 1,500g）（100％）電気ショックにより興奮させた状態にするのです。

　男性の射精時のオルガスムスは5g くらい、女性の快感度は、男性の約300 倍といえます。

　Clitoris をあくまでも摩り続けます。約1000 回（すぐです）。600 回くらいで、開いていた両足が閉じ始め、800 回くらいで、真っすぐ伸びてきたら、跨ぎます。

　理由は、オルガスムスに到った時に男子が足を挟まれると身動きができなくなり、かなり痛いのです。

　1000 回に達すると、オルガスムスに達して、のたうちまわります。壮絶なアクメによって、我を忘れて、のたうちまわるのです。約1 分～ 2 分間、快感の絶頂に身を焦がしています。全身の筋肉が硬直して、呼吸ができなくなります。1 ～ 2 分後、奇声を発して、呼吸が戻ると同時に、筋肉の硬直がほぐれて安静になり、失神状態が3 ～ 10 分くらい続き、すやすやと静かに眠ります。その後、気がつ

いて、再度のおねだりが来ます。再開です。

そして、Clitoris の 1000 回の刺激によりまた、オルガスムスが来ます。

通常では、これを 20 ～ 30 回求めた後に、仮死状態となり、1 回目は終了です。2 ～ 3 時間くらい掛かっています。中には、40 ～ 50 回、求めてくる方もいます。5 ～ 6 時間くらい！！

仮死状態から覚醒したとき、さらに、2 回目を求めて、またまた、10 ～ 20 回のオルガスムスを堪能する時間を過ごせるのが女性です。

男性器の機能喪失状態でも、ディルド（模型）を使って行えば、十分に機能を達成させ得るのです。

ディルド（模型）は女性好みの太め、長めを求めましょう。ディルド（模型）には男性用のベルト式もあります。

正常位では、ディルド（模型）は女性が操作し、男性はもっぱら、Clitoris の陰部神経小体を摩り続けるのです。この時、女性は男性の指を持って、自分好みの圧と、早さを教え込みます。

騎乗位（女性上位）では、男性が定位置にディルドを持っていき、女性がそれを挿入して、腰を前後に動かします。その時、ディルドを持っている男性の腕に、Clitoris を擦り続けるのです。男性はもう一方の手の指を保持している腕の上へ添えて、Clitoris（陰核）を刺激しやすいようにしてあげましょう。やがて女性はオルガスムスに達して、膝で立ち上がり、空中でのたうちまわります。

その後、筋肉が緩んで、女性の体が落下してきます。この時、男性が受け止めてあげましょう。ベッドの前後の枠に頭をぶつけないように支えてあげましょう。数時間後、女性が尿意を催したら、浴

室に連れて行き、男性が座り込み、女性を胸近くに立たせて、放尿させます。女性は、放尿終了後は、即座に洗面器に湯をすくってきて、男性の胸を手で洗ってくれます。その接触感が忘れられない快感です。このことは、夫婦間に深い絆を生み出します。

このようにして、人生を楽しんでこそ、老後が満たされるのです。男性があきらめたり、女性が、遠慮していることは無意味です。さあ！！　人生を楽しみましょう。

（iii）　誤解の多い性行為に関する常識

現在一般に行われている性行為は、無駄な行為です。膣に、男根（ペニス）を挿入して、ひたすら、ピストン運動をするだけでは、絶対に、オルガスムスに達することはできません。男性器そのものを挿入した時は、ピストン運動はせず、ひたすら、肛門を締める、緩める、を繰り返していればよいのです。

理由は、膣には、感覚細胞がないからです。知覚が鈍いところを擦り続けても、無意味なのです。子宮頸管部には知覚神経は存在しますが、感覚細胞は存在しません。感覚神経細胞である陰部神経小体は Clitoris（陰核）に存在するのみです。

Clitoris への刺激が、どうしても必要であることをご理解いただけたと思います。性行為について熟知して、日々、幸福感を満喫した日常を過ごすことが老年期の幸福です。

口、膣、皮膚に、カンジダがいないように、清潔な体に保って人生を天命まで楽しみましょう。

70　第1部　真菌によるさまざまな疾患の発症とその治療法仮説

第4章

真菌除菌による医療革命の到来を祈念する
——第1部のむすびにかえて

　リウマチを始めとした難病は、カンジダが原因の病気です。

　歯周病という浅在性真菌症は治療するのではなく、予防する病態と認識し、深在性真菌症を発症させないように医療の概念を定義すべきです。

　難病になって、長期間病床にいなければならない人生を避けるためには、口、膣、皮膚（爪を含む）に、カンジダが存在しないことです。各人がこのことを強く認識して、人生を謳歌しましょう。健康長寿を実現しようではありませんか。

　歯科界が奮起すれば、このことが実現可能です。

　私は歯科医師です。この歯科医師が発見した真実を実行してくださる医師の出現を熱望しています。歯科界の革命、医療革命が21世紀の課題です。

　私はすでに88歳。

　この医療の革命を称えていても実現を見ることなく終わるでしょう。

　しかし、次世代の医療界が真菌（カンジダ、アスペルギルス、その他のカビ）中心の医療へと変遷することが起こることは明らかです。

人生は、生・老・健康長寿・天寿を全うできることが至福です。
全人類が至福な人生を全うする日の来ることを願っています。

第2部

雑感
（2016年12月〜2018年7月）
──日々、人の健康と幸せを願って

■カンジダが増殖する口内環境をつくっている現代歯科医療

　口腔内では、細菌は付着能がないので、唾液の抗菌物質により、排除されます。

　しかし、カンジダが存在すると、β－Dグルカンが生成されて、粘着性が生じて唾液では排除できなくなります。

　カンジダをほぼ完全に除菌すれば、口の中に微生物は激減します。歯垢検知液を塗布しても、うがいをすれば、赤く染まる箇所は稀な状態になります。微生物が付着していないので、赤く染まる物がないのです。

　Porphyromonas gingivalis は、健全な歯肉には感染できません。嫌気性であり、pH7でないと増殖できません。健康な粘膜を通過できません。

　しかしカンジダが、細胞間橋を破壊し、漿液、血液が滲出して pH7 になると増殖してきます。これがポケット深さ4mm くらいからです。Porphyromonas gingivalis は、深いポケット底部で増殖していますから、ここを切除すると血液中に移行するのです。歯肉切除は深いポケットでは危険が伴うのですが、何ら斟酌することなく、大胆に切除して、カンジダとともに感染させています。

　このように、Porphyromonas gingivalis が増殖可能なまで、カンジダ感染を放置している現行の歯科医療を憂います。

　慧眼を備えた歯科医師の出現を熱望しています。

（2016 年 12 月 1 日）

■偏性嫌気性細菌Porphyromonas gingivalisは 歯周病の起因菌ではない

Porphyromonas gingivalis（ポルフィロモナス　ギンギバリス）は、偏性嫌気性細菌です。酸素があると死滅する微生物です。よって、歯肉溝の深部で、酸素が存在しない部位のみで増殖します。

またpH7でないと増殖できません。ＮＨＫでは、歯茎部に存在するように模型が製作されていましたが間違いです。根尖孔方向の深部が適所です。

歯肉溝が４ミリ以上と深くないと嫌気性の条件が満たされず、増殖しません。唾液を採取して、空気中では１日経てば、死滅します。培養では真空が求められるのです。pH7は、先に炎症が存在して血液、漿液が大量に滲出した条件が至適です。

この条件が歯肉に生じるのは、他の微生物が感染して、炎症が拡大した場合です。この先に感染する微生物はカンジダです。カンジダが歯周組織を破壊して、Porphyromonas gingivalis の至適条件が確立したときに入り込んで増殖するので、歯周病の起炎菌ではありません。

Porphyromonas gingivalis を研究している所では、歯周病との関係が説明できないといっています。血液は、酸素の飽和率が95％以上です。このような好気性条件で、Porphyromonas gingivalis が生息できるでしょうか。この知見もいまだ存在しません。

大動脈瘤表面の酸素濃度の高い部位で、Porphyromonas gingivalis は生存可能でしょうか。病理組織標本を作成して確認したのでしょうか。

それよりも、歯周ポケットを深くすることが Porphyromonas gingivalis

を増殖させることになるので、カンジダを除菌することが歯周病治療として第一です。

（2016 年 12 月 2 日）

■歯科は基礎的根拠に基づく医療を

　歯科は口腔における微生物学的検査を行うことに腐心すべきです。顕微鏡を持たずに感染症の医療を行うことへの不備を感じてください。病理組織標本を全く作成せず、歯垢の主体を解明することなく、歯垢が歯科疾患の元凶であると感知していながら、解明せずに打ち過ぎています。分岐非形成線状微生物、緑膿菌様微生物との程度に終わっています。

　これが医療といえるでしょうか。

　医療の基本に立ち返って、基礎的根拠に基づく医療を展開すべきであると主張します。

　口腔の微生物について、歯肉に感染している微生物について、無知、不知、無関心、無認識の医療を打破すべきです。

　歯科の不備な医療が困窮させているのは人間です。根拠に基づく医療により、人間を救済しましょう。本当といえる医療を展開しましょう。歯垢の主体を解明しましょう。歯周病という疾病が存在しないということを確認しましょう。歯周病はカンジダの感染症であると確認しましょう。

（2016 年 12 月 8 日）

76　第 2 部　雑感——日々、人の健康と幸せを願って

■歯科における危険な外科処置の見直しを

　歯科においては、歯肉の切除を行うとき、切除部の滅菌消毒を全く行いません。

　歯周ポケットの底部には、大量の微生物が存在していることは、常識として認識しています。それにもかかわらず、何らの対策を行わずに、切開します。

　切開面から、大量の微生物が血液中に移行して、感染が生じます。このことについて全く認識していません。

　カンジダ・グラブラータが大量に存在する部位を切断すると、感染し、深在性真菌症を発症します。ところが現在、深在性真菌症の中で、カンジダ・グラブラータ感染が激増しているのです。カンジダ・アルビカンスも同様に、感染します。

　深在性真菌症が難治性疾患であると認識すれば、このような非常識な外科的処置は、危険であると判断すべきです。ただちに、歯肉切除手術は中止しなければなりません。

　歯肉の病理組織標本を作成せずに、感染微生物を特定せずに、感染症の外科処置は、危険です。陳腐です。感染微生物を特定して、薬剤による内科的治療が求められています。歯周病という疾患は存在しません。浅在性真菌症（粘膜皮膚内に限局してカビが生える）です。口腔から真菌を除菌すれば、慢性炎症を発症しなくて済むのです。

　歯科界は、現行治療法を根底から見直す時期に来ています。

　歯科界の奮起を心底より求めます。

（2016 年 12 月 17 日）

■日歯堀会長の寄稿について

　2016年12月17日、日本歯科医師会の堀憲郎会長が『日歯広報』に寄稿しています。

　「糖尿病と歯周病の強い関係性に着目した医科歯科連携の取り組みを推進していくことが重要。糖尿病に限らず全身の健康に強く関わる口腔健康管理、口腔機能管理を通じて、国民の健康長寿の延伸に寄与していきたい」

　歯周病はカンジダの感染症であると認識すれば、この問題は短期間で成就可能です。歯科医師が、口腔のカンジダを、抗真菌製剤を用いて除菌を行えば、歯周病は発症しなくなり、同時に糖尿病にも罹患しなくて済むのです。

　深在性真菌症が、健康長寿を阻害する最悪の疾病です。このことを、日歯会長が理解できれば、実行されるでしょう。

　是非、歯周病がカンジダによる疾患と納得してくださることを切望いたします。容易な施術で、簡単な指導で実行可能です。日歯のご努力を期待いたします。

（2016年12月17日）

■歯の健康と認知症の密接な関係

　厚生労働省の調査で、歯の健康が認知症と密接に関係があることがわかりました。

　名古屋市立大学大学院の研究チームは、歯周病が認知症のひとつで

78　第2部　雑感——日々、人の健康と幸せを願って

あるアルツハイマー型認知症を悪化させると、指摘しています。

　カンジダを病原とする歯周病が認知症に影響するならば、カンジダが認知症にも関係しているのではないか。カンジダとアルツハイマー病との関係を調査した論文では、

　「アルツハイマー病の患者では、全員の脳組織と脳血管で、カンジダを含む複数種の真菌細胞と真菌菌糸が確認」

　されています。アルツハイマー病に罹患していない患者からは、発見されませんでした。口にカンジダが存在しなければ、アルツハイマー病に罹患せずに済むことが想定できます。

　歯科医師が、口腔からのカンジダ除菌に真剣に取り組めば、歯周病、う蝕、深在性真菌症（アルツハイマー病その他）に罹患せずに、健康長寿を謳歌できることが可能なのです。

　医療・介護の予算額が膨大なことに、ならずに済むのです。8020（80歳で20本の歯がある状態）の方々は、健康保険の使用額が、未達の方の10分の1なのです。この統計からも、如何にカンジダが健康を害しているか認識できます。

　政府が、真剣に、カンジダ除菌を敢行すべきであると上申します。

　即刻、実行されることを切に希望いたします。

（2016 年 12 月 23 日）

■平成29年は歯科改革元年

　平成 29 年（2017 年）を歯科改革元年と位置づけることといたしたく思います。

歯周病という疾病に対して、病理組織標本を作成して感染微生物を同定し、病理学的に病名を決定する年としましょう。う蝕も同様に、病名を確定しましょう。

　このように医療全般にわたり、改革が行われ、治療方針が変更され、健康長寿が実現されることを希望します。

　口腔の真菌（カンジダ、アスペルギルス、その他）が如何に人体に影響を及ぼしているか認識すべきです。医師、歯科医師が、口腔の真菌について強い認識を持つようになれば、所謂難病という疾患は発症しなくなるでしょう。細菌、ウィルス等の感染症を中心とした旧来型医療から脱却した新しい医療を構築すべきです。

　予算に占める介護・医療の巨額さを危惧していますが、口腔から真菌を除菌すれば、この額を10分の1以下に軽減することが確実に実現可能です。政府がこのことを実現して、日本国民の健康度を改善して、富国を実現させましょう。負の実費を、歓喜に満ちた日常に還元させ、子育て、日常生活を活性化することが可能となります。至福な日常をすべての日本国民が謳歌する時代を実現しましょう。

　今年こそがその実現の元年となるように、嘱目の行動を起こしましょう。

（2017 年 1 月 9 日）

■医学界はカンジダに対する正しい認識をもとう

　がんの発症要因は遺伝要因と環境要因の2つであることが知られています。

遺伝要因は不運であり、環境要因は個人の意識によります。環境要因で認識の程度が低いのが、感染であり、特にカンジダ（真菌）に対しては医学界においての認識が間違っていることが要因です。

　カンジダは常在菌（いつでも何処でもそこにいる微生物）と認識されていますがこれが大きな間違いです。カンジダが常在していない老人は非常に健康です。喉頭がんを繰り返し発症していた患者が、ファンギゾンシロップで口と喉頭からカンジダを除菌すると発症が止まります。

　大腸ポリープが多発して、3か月ごとに3日入院して切除していた方が、ファンギゾンシロップを内服後、受診すると「こんな綺麗な粘膜は見たことない」といわれて、その場で帰宅できました。

　大腸ポリープをグロコット染色すると、粘膜細胞が銀に染色する細胞に腐生を起こしています。カンジダの菌要素が関与していることを示しています。口にカンジダが存在しなければ、深在性真菌症（全身の臓器にカンジダ感染）を発症しなくて済むのです。

　医師・歯科医師が、カンジダに関心を持ち、口からカンジダを徹底して除菌すれば、健康長寿で天寿を全うできることを予見できます。

　医療界の認識の改善を強く希望します。

（2017年2月12日）

■2017年をカンジダ除菌元年に

1月20日〜2月19日は血栓予防月間です。

カンジダが血液中に存在すると、貪食細胞が除菌のためにカンジダ

を貪食します。貪食した細胞は遊走性を失い血管壁に付着します。同様の細胞が1か所に重積すると肉芽腫を形成します。この肉芽腫が剥離すると塞栓になります。

カンジダが血液中にいなければ肉芽腫は形成されません。血栓がこの理由で形成されないように、血中にカンジダが侵入しないようにすれば血栓は形成されません。

口にカンジダが存在して発症する歯周病・う蝕を発症させなければ良いことです。口からカンジダをファンギゾンシロップで除菌しましょう。

このことを、日本中の医師・歯科医師が充分に理解して、血栓により発症する脳梗塞・心筋梗塞を発症させないようにファンギゾンシロップによる洗口を実行しましょう。

口にカンジダが存在しない方々は健康長寿です。

本年を、カンジダ除菌元年としましょう。

（2017 年 2 月 14 日）

■新聞はファンギゾンシロップによる洗口運動を推進せよ

読売新聞「安心の子育て・介護へ」の読後感として、根本的な解決とかけ離れていると感じました。

介護が要らない老人にすることをまず考えるべきです。

この答えは「口にカンジダがいないようにすることです」。口にカンジダがいない老人は健康です。このことを重視すれば、口をファンギゾンシロップで洗口すれば、目的を達せられます。

このカンジダ除菌なくして、如何なる試案を策定しても無意味です。内臓にカビが生えている人間が正常な健康状態を保てるでしょうか。

　認知症は、脳にカビが生えて発症することが確認されています。この根本的事象を無視した如何なる試案も成功しません。

　介護が必要な半死半生の体になることはご理解いただけたと思います。

　口に、カンジダをはじめとしたカビが存在しないように、ファンギゾンシロップで口を洗い、それを飲み込むのです。消化管、肺、膣にカンジダがいないように徹底して除菌します。健康長寿の老人は、子育ての即戦力にできます。家庭に健康な２人の老人がいれば、２人、３人の孫の世話は可能です。この体制を構築することこそ、健康国家といえるのです。

　医師、歯科医師が、現在はいまだ、口のカンジダについて、常在菌であるとの見解を頑なに抱いています。この頑迷な思考を払拭して、ファンギゾンシロップによる洗口を全国民に実行させれば、数年を経ずして、介護老人皆無に近づけられるでしょう。

　今まで介護に当てていた予算を、個人に分配して裕福な人生を享受させましょう。介護離職が皆無な社会を実現可能です。日本人全員をファンギゾンシロップにより健康な国民に育て上げましょう。政府の積極的行動を期待します。

　官民の力を結集させるところは口です。口を清潔に保つことです。読売新聞も、このファンギゾンシロップによる洗口運動を前進させるべく、力説してください。

（2017 年 2 月 16 日）

■オーラルフレイルは無駄な概念

「オーラルフレイル」は、口腔機能の軽微な低下や食の偏りなどを含み、身体の衰え（フレイル）の1つです。健康と機能障害との中間にあり、可逆的であることが大きな特徴の1つです（日本歯科医師会ホームページ）。

オーラルフレイルは、口腔に真菌（カンジダ・アスペルギルスなど）が感染している状態です。真菌による口腔機能の低下が生じた状態です。所謂、歯周病・う蝕が発症したために、口腔機能の低下、深在性真菌症（全身の臓器にカビが生える疾患）に罹患したために、全身状態が悪化したのです。

口腔から真菌を除菌することを、医師・歯科医師が積極的に行う必要があります。これらの概念が希薄なために、今日、オーラルフレイルというような無駄な概念が発想されました。

日本全国民の口腔から、真菌除菌を徹底して行えば、全国民が健康長寿を享受可能です。政府が、このことを理解して国民運動として、即座に行うことを切望します。

（2017年3月5日）

■歯科界は漫然とした陋習を是正せよ

『日本歯科医師会雑誌』（2017-2号）に、「歯周病診査・検査の基本」が掲載されています。しかし、従来の手法となんら変わりはなく、慚愧に堪えません。歯肉に感染している微生物、歯垢中の微生物につい

て積極的な審査法を記載していません。また、歯周ポケット検査（プロービング）を解説してありますが、危険さが認識されていません。

　歯周ポケット底部には、大量の真菌・細菌類が存在することが認識されていないことが明らかです。非常に不潔な状態の歯肉に、針金を突き刺す行為による感染を意識していないと感じます。まず行われなければならない検査は、歯垢の直接顕微鏡検査です。この微生物が起炎菌であることが認識されているため、ブラッシングが重要と積極的に指導しています。

　その根拠を解明することなく、喧伝するのは空虚な指導であると断じます。大量の微生物が貯留している部位を、滅菌することなく切開する危険性を認識していないことをいぶかります。

　歯科界が、この事実を深く認識して、施術を行うべきであると強く主張します。歯科医師諸君。病理組織標本を作製しましょう。切除片をゴミ溜めに、即、廃棄するような愚行を改めましょう。歯垢検知液で歯垢を染色して、直接顕微鏡検査を行い、事実に合致した医療へ、イノベーションを起こしましょう。

　漫然とした陋習を是正しましょう。

（2017 年 3 月 5 日）

■口腔ケアは外科的方法より内科的方法によって行うべき

　歯科における口腔ケアは器具に頼る傾向が強い。食渣を除去する目的に限れば合目的的であるが、微生物除菌を目的とした口腔ケアでは、意味が薄い。

消毒剤を主とした洗口を主体とした内科的口腔ケアが求められている。そのためには、歯垢の主体を解析して、目的に合致した薬剤の使用が最善策である。

その薬剤は、真菌（カンジダ、アスペルギルス、等）に有効なアムホテリシンB（ファンギゾンシロップ、ハリゾンシロップ、等）とフロリードゲル等である。

歯周病、う蝕という疾病は存在しないことを強く認識して、口腔ケアーを実施すべきだと強く主張します。

歯科医師諸君！　次世代の歯科医療は、真菌除菌を主体とする医療であると認識した施術を選択すべきと公言します

（2017年3月26日）

■潰瘍性大腸炎に関する口腔内カンジダの関与

潰瘍性大腸炎は、ファンギゾンシロップを内服すると寛解する炎症です。

ズボンをはいている暇がないというほどの症状でも、2週間くらいで、平常な状態になります。口腔内のカンジダを除菌し、ファンギゾンシロップを飲み込むことで、大腸表面のカンジダが除菌されて、寛解します。

消化管粘膜の浅在性真菌症といえるのではと推測しています。潰瘍性大腸炎の粘膜の病理組織標本を作製して、グロコット染色を行ってみては如何でしょうか。

ただし、これは経験則としてのみの見解です。歯科医師では潰瘍性

大腸炎の病理組織標本が作製できません。入手可能な分野での解明を
期待いたします。

（2017 年 3 月 30 日）

■細菌、ウィルスでなく真菌を主眼においた医療への転換を求める

　細菌、ウィルスを主体とした現在の医療は、現状に即した物とはい
えないのではないか。

　真菌を主眼とした医療へ発想を転換すべきと主張します。

　なぜなら、インフルエンザが流行したとしても、一時期であり、ノ
ロウイルスの感染もわずかな人数でしかいないからです。感染症は、
運の悪い人、不摂生な不心得の人が感染する疾病なのです。

　一方、真菌は、日本国民の 90％が罹患しています。真菌の代表的
なカンジダは常在菌であるという認識が実情であり、これが基本的に
過ちなのです。

　歯周病は日本人の 80％以上が罹患している疾病です。歯周病は、
真菌（カンジダ、アスペルギルスなど）が歯肉に感染している疾患で
す。真菌は、口腔で増殖して、嚥下されて消化管に入り、消化管内で
さらに増殖して、血液中に入り、重篤な深在性真菌症を発症させます。
血液中への侵入門戸に特徴がなく、どこからでも侵入するのです。特
に、口はカンジダが増殖するために適切な環境です。

　この口腔の疾患を管理する歯科が、真菌に対して関心がなく、最も
行ってはならない外科的施術が横行していることを無視できません。

　深在性真菌症とは、脳、心臓、肺、腎臓、肝臓、胃、大腸などの臓

器、血管などに真菌が感染した疾病です。脳への感染が、認知症等の脳疾患を発症させています。今や認知症が日本の大きな障害になろうとしています。

深在性真菌症を発症させないために、即刻、医療のパラダイムシフトを敢行すべきです。

健康長寿を実現するための要素です。

（2017 年 4 月 1 日）

■まず歯周病と全身疾患との関係を明らかにせよ

日本歯科医師会会長殿

日本歯科医師会より「歯科医療啓発用リーフレット」が送付されてきました。

しかし、リーフレットは歯周病という疾病を基本としています。この点から考えると、日本歯科医師会は歯周病という疾病の実像を正確に把握せずに、このリーフレットを作製していると想定します。

歯周病という疾病は存在しないことを認識せずに、全身疾患との関連を述べています。

「歯周病は万病のもと」というタイトルが付いていますが、なぜ、歯周病という症状と全身疾患が関連するのか、その実情を把握せずにこのような定見を論述することは合目的的ではありません。

歯周病は真菌（カンジダ、アスペルギルスなど）と放線菌の感染症であると、強く認識して、このリーフレットを配布すれば、全身疾患との関係が明白になり、日本国民を健康長寿で生涯を過ごせるのだと

理論的に説明が付くのです。歯周病を中心とした図が描かれていますが、これらの疾患はカンジダが感染した深在性真菌症なのです。

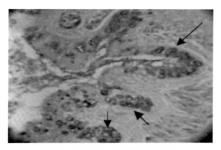

肺カンジダ症（矢印の部分）

　日本歯科医師会は歯周病の病理組織標本を作製して、歯周病という疾病は存在せず、真菌、放線菌の感染症であると強く認識して、口腔から、真菌・放線菌を除菌することを重点とした医療に改変しなくてはなりません。

　歯周病などという前時代的な、後進的な状態から即刻、発想の転換を行うべきです。

　敢えて申し上げますが、現況の歯周病治療は、感染症治療法として、最も行ってはならない施術上位3位までを、必須の療法として行っています。猛省を促します。

　日本歯科医師会は歯肉の病理組織標本を作製し、グロコット染色を行って、歯周病という疾病が存在しないことをただちに認識しましょう。アムホテリシンB（ファンギゾンシロップ、ハリゾンシロップ、フロリードゲルなど）を使用して、口腔から、真菌を除菌することが

歯科医師の使命であると強く認識してください。

平成30年を、新しい歯科療法元年としましょう。

(2017年4月8日)

■真菌胞子を体内にばらまく現行歯周治療の早期是正を

現行の歯周治療は、無知同士でなければ、実現しない、とんでもないことが現実に行われているのです。患者側は、歯肉切除などにより、真菌（カビ、カンジダなど）の胞子を、血液中に大量に注入されることを、大金を支払って施術してもらっています。歯科医師側は、真菌胞子を、これでもかと患者の体内に注入して、大金を対価として受領しています。

これが常識として、日常、毎日、日本全国で行われています。

この結果、健康寿命が損なわれる慢性炎症を発症せざるを得ない結果となり、老年期を塗炭の辛苦の内に半死半生でベッドに横たわる日常が来るのです。

このような悲惨な老後を期待する患者がいるでしょうか。

無知同士がなせる蛮行、愚行が広く無批判の内に常態化しています。この不合理な医療を是正することが喫緊の急務です。

(2017年4月9日)

■「歯科医療が日本を救う」の正しい意味を理解して

「歯科医療が日本を救う」は日本歯科医師連盟のリーフレットの表

題です。まさにその通りで、このキャッチフレーズの実行こそが日本人を健康長寿にさせる究極の手段です。

　口に感染している真菌、放線菌を除菌することが、日本人、さらに全人類を健康長寿にさせ、人生を謳歌可能な状態にさせる根幹をなす手法です。口にファンギゾンシロップを滴下して、歯ブラシで歯を磨き、それをしばらく口に含んでいて飲み込むだけで、健康長寿が得られる魔法の医療です。

　歯周病やむし歯の悩みが全くなくなり、がん、脳梗塞、心筋梗塞、肺炎、認知症その他の難病に罹らなくなるのです。安価な薬剤で、健康長寿が得られる魔法の医療というべきです。

　歯科医師が、このことを充分に理解して、幸福に満ちた日本、さらに全人類に幸福と歓喜をもたらすことを実現いたしたく思います。

　費用対効果を考えても、これに勝る方策は見いだせません。日本の介護医療費が70兆円に達し、財政破綻を懸念させることが回避でき、その恩恵は無限な物として国民に至福をもたらすのです。

　世界で最も裕福な生活を享受し、万感至福な人生を堪能しましょう。歯科医師が歯周病は存在しない疾患としてとらえ、確実に、真菌除菌をただちに実行しましょう。

（2017 年 4 月 10 日）

■デンタルケアの正しい術式とは

　塩谷信幸先生の投稿について私見を述べさせていただきます。

　「アンチエイジングの基本はデンタルケアにあり」

当を得た提言です。

しかし、デンタルケアと一口にいっても、具体的な術式が問題です。歯ブラシなどの器具を用いた物理的術式は、適当ではありません。こここの認識を歯科医師が充分に理解していないのが現状です。物理的除菌は効果が発揮できません。消毒薬を使用した化学的除菌でなくては意味がありません。

歯周病・う蝕は、浅在性真菌症です。真菌、放線菌を除菌しなければ無意味です。胞子を除菌しなければ効果は上がりません。

「歯周病は糖尿病なども悪化させ、動脈硬化にもつながる全身病といえる」

歯周病は真菌（カンジダ、アスペルギルスなど）の感染症です。病理組織標本を作製すれば、短時間で理解できます。歯科において、切除片をただちにゴミ溜めに捨てて、病理組織標本を、唯の一度も製作していないことが、今日の不適切な医療を敢行している原因です。

糖尿病は、カンジダによる深在性真菌症です。糖尿病の合併症は、すべてコラーゲン繊維の生成不全で説明可能です。

血管炎は、カンジダの蛋白分解酵素による内皮のコラーゲン繊維の生成不全で説明可能です。

歯周病は病理診断では「繊維腫」です。

さらには、深在性真菌症により、臓器の破壊が、健康を害しています。

「アンチエイジング・ドックの入り口は歯科クリニックでと提唱したい」

適切な、真菌除菌が、求められています。

（2017 年 4 月 23 日）

■スケーリング・ルートプレーニングは根本療法ではない

　歯周病という浅在性真菌症の治療において、スケーリング・ルートプレーニングは、根本療法ではないのです。陳腐なのです。

　歯石の主成分は、リン酸カルシュウムです。しかし、リン酸を生成する機序は、口腔には存在しません。歯石が付着するのは、不潔な歯周ポケット内です。ここにカンジダが存在していて、リン酸を分泌するために、リン酸カルシュウムが生成されて沈着するのです。セメント質が損傷する原因もカンジダの蛋白分解酵素によります。

　また、歯肉に侵入している微生物は、真菌と放線菌です。慢性炎症の状態である歯周病では、細菌は感染していません。歯肉の病理組織標本を作製すれば、このことが確認できます。

　歯周組織再生材を用いた外科療法よりも、抗真菌製剤で、口腔を洗口し、真菌・放線菌が存在しない清潔な状態にすることが重要です。

　人間が健康長寿で、晩年を健康に生活するためには、深在性真菌症を発症しないことです。深在性真菌症、深在性放線菌症を発症させる原因は、口腔の真菌・放線菌が、粘膜、皮膚を貫通して、内臓に感染することです。このことが起きないように、口腔を清潔にすることが求められます。歯科界が、発想を転換して、21世紀を健康長寿の時代へと発展させましょう。

（2017 年 4 月 29 日）

■真菌除菌による認知症予防法の確立を

認知症が「世界の課題」となりましたが、認知症は、深在性真菌症であると認識すれば、予防法が確立できます。

口に真菌がいなければ、脳に真菌が感染することは起きません。口から真菌（カンジダ、アスペルギルス、その他）を除菌すれば、難治性の深在性真菌症である認知症に罹患せずに済むのです。カンジダは、誰の口にもいる常在性の微生物と思われていますが、この考えが大間違いなのです。口を不潔な状態にしている原因です。医学界が早期に、口から、真菌の除菌を行うような体制を確立すべきです。

口が清潔な方は、認知症に罹患していません。感染症を運動やゲームでは治癒させることは不可能です。脳の毛細血管の内膜のコラーゲン繊維が正常でないために、神経小膠細胞から血液中に神経細胞の老廃物が移行できず、貯留するために起こる疾患です。

真菌を除菌して、忌まわしい深在性真菌症を発症しないようにすべきです。

（2017 年 5 月 1 日）

■カンジダの血液への侵入が脳と心臓の病気を引き起こす

ＴＢＳテレビ『名医の THE 太鼓判 4』「歯から分かる余命」の中で、救急医が、

「脳の病気で救急搬送される人の多くは歯が悪い」

「歯周病が重症の人は軽度に比べて心臓発作を起こすリスクは2.8

倍高い」

と発言していました。

この理由は以下の通りです。口の中のカンジダが血液中に侵入すると、白血球がカンジダを除菌するために貪食（白血球に取り込む）と遊走性を失い、血管壁に付着します。同様の白血球が積み重なると、肉芽腫となります。この肉芽腫が剥離して、動脈に詰まると塞栓となり、脳梗塞、心筋梗塞を発症するのです。

口の中のカンジダを歯ブラシやうがいでは取り除けません。ファンギゾンシロップというカンジダに効く薬剤で、洗口することが必要です。

歯科医師が、このことを充分に理解して、歯周病の治療に当たることを切望しています。なぜなら、歯石除去、盲嚢掻爬、歯肉切除、歯周検査というようなことを行うと、カンジダが血液中に移行して、上記のような現象が起きるのです。

歯科医師は、歯肉を切除した時は、必ず、病理組織標本を作製して、カンジダの確認をしてください。歯科治療を根底から見直すことが必須です。

（2017 年 5 月 23 日）

■理解の進まない真菌の恐ろしさ

卓抜した技能、崇高な思想の持ち主の方々が、突如、脳梗塞、心筋梗塞、がん、肺炎等を発症して、人類の宝というべきものが失われます。非常に慚愧に堪えません。発症せずに済むものをと嘆きます。

この原因は、口に真菌（カンジダ、アスペルギルス、その他雑多なカビ）が、感染しているからです。口が清潔ならば、発症しないで済むのです。

このことを、医師に説明しますと「すべての疾患がカンジダというのか」といって呵々大笑されます。歯科医師は、「女性器のことばかり考えているから、考えつくのだ。あんたならヤルヤル」と、大衆の中で嘲笑されます。日本医真菌学会においても、発言中に、マイクの電源を切られてしまいます。

カンジダについて余りにも無知であると、嘆かざるを得ません。歯科医師が歯垢の直接顕微鏡検査を行って、このことを確認すべきです。このことを事実として認識し、口腔から真菌を除菌すれば、深在性真菌症（臓器にカビが生える）を発症せずに済みます。

人類は皆、天寿を全うできるのです。歯周病、う蝕に罹患していれば、歯垢を検査し、真菌の除菌を常態化すれば、この嘆かわしい状況を起こさずに済むのです。

歯科医師の奮起を望みます。

（2017 年 5 月 23 日）

■日本歯科医師会のポスターに思うこと

日本歯科医師会より「歯科医療が日本を救う」というテーマを掲げたポスターが送られてきました。そこに、歯周病を中心として 9 つの病名が書き込まれています。

心臓病、糖尿病、動脈硬化、低体重児出産・早産、脳梗塞、アルツ

ハイマー型認知症、肺炎、バージャー病、骨粗鬆症です。これらはすべて、カンジダの感染症です。

　口にカンジダが感染していると、血液中へ移行、消化管へ嚥下、呼吸器へ誤嚥して深在性真菌症（脳、その他すべての臓器にカビが生える）を発症します。

　歯周病が感染症であり、感染している微生物が真菌（カンジダ、アスペルギルス、その他雑多なカビ）であることを認識すれば、感染真菌を除菌すると、ここに書き込まれている病気に感染せずに済むことが理解できます。

　歯科界が、歯周病の病理組織標本を作製して、歯肉に感染している微生物を確認してください。現在は、切除した歯肉をすべて、ゴミ溜めに捨てています。これらすべてを、病理検査を行うのが医学的な常識です。現在の歯科は、非学究的、医学的観点からは非常識のそしりを免れない状態です。歯垢の主体は「分岐非形成線状微生物」「緑膿菌様糸状菌」という表現で済ましています。これを、微生物学的見地より同定して、正確な微生物学名を確認すべきです。

　歯科界がこれを実行すれば、歯周病、う蝕は根絶可能であり、日本国の予算における医療、介護に占める比率を激減させ得るのです。その実現が、日本を救う原動力です。

　日本歯科医師会の奮起を切望します。

（2017 年 5 月 28 日）

■歯科医も病理組織標本の作製と直接顕微鏡検査の実施を

日本歯科医師会雑誌の記事に意見を述べます。

「予防方法がわかっていても口腔疾患は繰り返して発症するのだろうか」

です。

まず歯周病という疾病は存在しないことを理解すべきです。

歯肉の病理組織標本を作製してグロコット染色を行えば、ただちに、現在の歯科事情を間違いと認識せざるを得ないでしょう。う蝕は、硬組織の真菌症であると認識して対処すれば、根絶可能な疾患です。歯牙の病理組織標本を作製すれば、ミュータンス菌が存在しないことが解明できます。浅在性真菌症であると認識すれば、このような唐突もないことをいうことが間違っていると気づくでしょう。

その時、現代的な歯科の出発が起こるのです。歯垢の直接顕微鏡検査を行えば、ただちに認識できます。歯科医師が、顕微鏡を設置せずに、感染症の治療を行っていることが過ちの元凶です。上記のように、大誤診をしているので、予防法が適切ではないのです。

病理組織標本、直接顕微鏡検査を行って、感染微生物を同定すれば、適切な予防法が確立できます。

(2017 年 5 月 30 日)

■日本歯科医師会雑誌記事への反論

日本歯科医師会雑誌の記事に反論します。

「すでに形成されたバイオフィルムを、ワクチンと抗菌薬で制御することは理論的に不可能である」

真菌集団を、抗菌薬で除菌不可能なことは自明です。

なぜ、このような単純なことが、理解できないのでしょうか。バイオフィルムの構成要素を理解できていないからです。病理組織標本を作製しない、非学究的風潮が定着しているからと推測します。直接顕微鏡検査で、バイオフィルムを観察すれば、真菌が主体であることが確認できます。抗真菌製剤で、洗口すれば、明らかに、容易に除菌できることがわかります。抗菌薬を使用するために、菌交代現象が生じて、さらに、増悪するのです。バイオフィルムによる感染ならば、バイオフィルムを除菌すれば、発症しないことが理解できます。

歯科界は、このことを理解して、口腔の疾患に対応すべきです。

(2017 年 5 月 30 日)

■酪酸菌は口腔内に常在しているのか？

「酪酸」を、ネズミの歯肉に注入すると、認知症が発症するとテレビで報道されていました。酪酸を産生する酪酸菌は腸内細菌であり、口腔に生存しているのでしょうか。このエビデンスが欠落していると思います。

腸内細菌が口腔に生存していても、細胞間橋を破壊するような蛋白分解酵素は分泌しないと思います。細胞間橋を破壊する細菌が常在すれば、口腔粘膜は常に潰瘍が形成され、口内炎が多発するはずで、食事は痛くて食べられません。真菌が常在すると口内炎が多発しますし、

口角ビランが起きます。扁桃腺が腫れます。歯肉の細胞間橋を破壊する真菌（カンジダ、アスペルギルス、その他のカビ）が存在して初めて、歯肉に炎症が発症するのです。

歯周病を発症させ、歯肉に感染しているのは真菌です。

真菌が細胞間橋を破壊して初めて細菌が侵入可能となるのですから、真菌を除菌すれば細菌の感染は不可能です。一般の真菌と細菌が存在する状態で、歯垢検知液を塗布すると、歯も粘膜表面も真っ赤に染まります。うがいしても残っています。真菌を除菌した状態では、歯垢検知液を塗布後に、うがいをすると、真っ白な歯、健全な粘膜色が現れます。歯が、真っ白に輝いています。細菌は粘着性がないので、真菌のβ－Dグルカンが除去されると、細菌は口の中に残っていられないのです。

認知症患者の脳には真菌が感染していることが確認されています。ファンギゾンシロップで洗口して真菌を除菌すれば、認知症は発症しないことが推定可能です。歯科界は、口腔に微生物が常在していない状態を保つことを、使命としましょう。

（2017年6月3日）

■超高温滅菌法でいわゆる歯周病の根絶を

歯周病という疾病は存在しません。しかし一般的に俗称として定着しています。浅在性真菌症（カビによって起きる皮膚病）の一種です。う蝕も同じです。

小児の歯磨きは嫌われますが、小児が治療椅子の前で「削る、シロ

ップ、どっち」と尋ねてきます。歯科医が「シロップ」と答えると、治療椅子をよじ登って、口を開けてじっと待っています。ファンギゾンシロップを垂らして、歯ブラシで擦っても喜んでいます。

　小児のう蝕は、少しくらい穴があって、真っ黒になっていても、ファンギゾンシロップで、洗口すれば、沈着していた炭素は除去されて琥珀色になり、そのまま放置していても、やがて生え替わります。

　歯周病では、歯と歯肉との間に深いひだが形成されて、微生物「真菌（カンジダ、アスペルギルス、その他のカビ）」が大量に溜まります。この不潔な状態が長く続くとさらに増悪します。

　しかし、根管の中、根管の外（顎骨の中）の除菌が現在の手法では、容易に無菌状態にできません。根管治療を半年も続けている歯科医院が存在しますが、無菌にする方法を知らないがためです。ところが、歯周病も根管治療も、160℃に加熱する超高温滅菌法を行えば、ほとんどの症例で、1～2回の施術で無菌状態になります。根管治療が成功しない原因は、無菌にならないからです。歯周病においても、歯周ポケット内を1度の施術で無菌にすれば良いので、容易に治癒させ得る疾病なのです。超高温滅菌法を推薦します。

　平成10年に『デンタルダイアモンド』誌上において発表してあります。施術法は、拙著『歯周病はうがいで治る』（p.147）をご参照ください。

（2017年6月3日）

■歯科医療とは

現在の歯科医療は、内容が陳腐と思われます。

(1)　非学究的（病理組織標本を作らない。直接顕微鏡検査で歯垢を検査しない）

(2)　非医学的（上記と同じ。医学的根拠を把握していない。行ってはならない施術を殊更選んで行っている）

(3)　非常識的（根拠に基づかずに、治療を展開している。口腔ケアといっているが、物理的消毒法が優先した無意味な手法のみの実施）

このように、医療としての態をなしていないことが洞察できます。

「どうにかしなければ、歯科医療は崩壊しかねません」

口の中に「ゲテモノ」（インプラント、義歯、ブリッジ、インレーなど）を置いてくることのみを優先した医療が行われていると誤解させる内容です。歯周病という名の下に、口腔を破壊させるような施術が優先して行われていると誤解されかねません。「根拠に基づく医療」が求められている実態です。

歯科医療とはなんぞや！

歯科医療は、

「口腔の破壊のみならず、全身の健康を損なう深在性真菌症を起こさせないように、手法を用いて、人生を健康長寿で謳歌させること」

ではないでしょうか。

発想を未来志向と発展させましょう。

（2017 年 6 月 4 日）

■歯科医療の進むべき道

　歯科医療は、現況の継続であってはならない。空想上の仮説に基づく惰性での医療の継続は認められない。病理組織標本を作製し、直接顕微鏡検査により、歯周病、う蝕の実態を正確に把握して、歯科医療を行うことが求められています。

　歯周病は浅在性真菌症であり、う蝕も同様に硬組織の真菌感染症です。このことを認識すれば、口腔は清潔な常態となり、この2大疾患は、発症せずに済みます。

　さらに、深在性真菌症を予防可能です。老年期に健康であるためには、慢性炎症である深在性真菌症が存在しないことです。

　中年期以後が健康ならば、医療費、介護費が削減されて、その費用により晩年が充実した人生を謳歌できます。国家も、医療関係費が大幅に減額可能であり、この費用を幼年期、青年期の人々に振り向けて、国家の発展が実現できます。むだな費用である医療費、介護費の削減で、国家100年の大計を計画し、成就できます。政府が、口腔からの真菌除菌を国家の理念として実行すべきであると提言します。歯科医師の奮起を求めます。

（2017 年 6 月 5 日）

■「カンジダは悪魔の微生物」との信念に基づいた20年の活動

　約 20 年前（1998 年頃）、口腔のカンジダがリウマチを始めとして、全身の疾患に影響していると発言していました。『デンタルダイアモ

ンド』誌上に、「リウマチはカンジダ症」を記載しました。その後に
さらに、誌上への記載を依頼しようとしましたが、編集長が電話番に
降格されていました。編集部に繋いでいただきましたが、編集部の職
員（編集長と思われる）がお出になり「馬鹿野郎、お前は人間のくず
だ」といわれて、掲載を拒絶されました。

　クインテッセンス社の掲示板に、書き込んでいました。リンデ教授
の『歯周病　第3版』が出版されましたので、内容を批判する記事を
書き込みました。『歯周病　第3版』は、やがて絶版となりました。
クインテッセンス社の掲示板の女性の係の方も、更迭されて、男性の
方に替わり、やがて閉鎖されました。

　日本歯周病学会会誌に「総評」として、私に対する批判的な論文が
公表されました。内容は、実物を一読いただければ、その学問的レベ
ルを想像できると思います。

　カンジダの指摘温度は「25℃」であり、「37℃」の口腔では生存不
可能としています。

　20年前に、私の主張を受け入れてくださっていれば、20年の歳月
の空白なく、大進展が起こっていたであろうと思います。口腔から真
菌（カンジダ、アスペルギルス、その他の雑多なかび類）を除菌すれ
ば、深在性真菌症も浅在性真菌症（歯周病、う蝕）も発症させずに済
むことが具体的に体験できたのです。

　今、20年前の認識状態になってきたので、強力に、口腔からの真
菌の除菌を推進することが、日本国民への貢献であり、全人類への貢
献となります。医師、歯科医師の強い認識を求めます。「カンジダは
常在菌」という、誤った認識を捨て去り、「カンジダは悪魔の微生物」

という認識を抱いて対処することにしましょう。

（2017 年 6 月 17 日）

■新しい薄切標本作成法考案の報にふれて

　岩石の薄切標本作成法が歯牙、甲虫の切片作製に応用されていることがテレビで放映されていました。

　歯牙では、10 ミクロン以上でも組織の構造の観察には利用できますが、病理組織標本では通用しません。研磨標本では、30 ミクロン以下では、機械磨きでは破折します。それ以下では、手磨きで行います。指の感覚で、厚みを感じなくなるときが 10 ミクロンくらいです。銀紙が大体、10 ミクロンです（アルミ箔ではない）。

　一條教授が、歯牙の薄切法を考案なさいました。シリコンウエハー切断法を利用して、500 ミクロンに切断して、それを、さらに研磨すれば、標本の連続切片が作製できるでしょう。

　歯牙では、4 ミクロン以下でないと、微生物の染色標本としては、理想的ではありません。脱灰前に、前処置をすれば、完全な病理組織標本を作製できます。

　歯科界は、歯周病歯肉の病理組織標本、う蝕歯牙の病理組織標本を作製して、病因を確定すべきです。空想に基づく医療からの脱却を実現しなくてはなりません。確定した医療を施術することが実現されていなければ、真の医療とは考えられません。

　歯科界の奮起を求めます。

（2017 年 6 月 17 日）

■誤嚥性肺炎予防のために口腔除菌の推進を

　高齢者に多発する「誤嚥性肺炎」について、「治療しないことも選択肢のひとつ」と日本呼吸器学会が提言されました。誤嚥性肺炎は、口腔及び咽頭、喉頭が不潔な状態で起きる疾病です。口腔で増殖した真菌が唾液とともに嚥下されて、咽頭、喉頭に流れて行き、その部分の粘膜上皮を傷害します。細胞間橋（上皮細胞の間を埋める物質）はケラチンであり、これをカンジダの蛋白分解酵素がアミノ酸に分解しています。これが、カンジダのエネルギー源となってさらに増殖します。細胞間橋が破壊されるために、そこに分布する神経終末が正常な状態でなくなり、求心性インパルスを正確に発射できず、そのために、遠心性インパルスが到着せず、嚥下反射が正常に起きなくなり、誤嚥が起きて、誤嚥性肺炎を発症します。

　日本呼吸器学会が、この原因であるカンジダを始めとする真菌を、口腔から除菌することに専念すれば、誤嚥性肺炎は発症せずに済むのです。歯科医師とともに、口腔の真菌除菌に専念することを提案します。医師、歯科医師は、高齢者の誤嚥性肺炎を発症させないために、全力で、口腔からの真菌除菌をただちに実行してくださることを切望いたします。

　健康長寿を実現させるための条件は、「口が綺麗」であることです。歯周病、う蝕が起きていない状態にすることが大切です。若い時代から、口腔の真菌除菌を行って、老齢期を健康に過ごせるような体制を構築しましょう

（2017 年 6 月 23 日）

■歯科のレベル向上を願う

　医科では検査所に出して病理組織標本を作製するのが常識です。一方、歯科は、その程度のこともしていない程度の低劣なレベルです。この現状を打破して、医学的常識の程度となりましょう。

　歯科の現況は医学的に非常識な低レベルです。真菌除菌には抗真菌製剤を使用しなければ除菌できません。口の中に歯周病があり、う蝕があってもかまいません。口の中の真菌が嚥下されて、血液中に移行して深在性真菌症を発症することを予防することが必要です。

　口腔からの真菌除菌を徹底しましょう。

　健康長寿を享受するために歯科医師は口腔からの真菌除菌を完成させることが使命です。正規な真菌除菌を励行しましょう。

（2017 年 6 月 27 日）

■長寿の人は口が健康

　健康長寿を実現するために、必要な条件は口が健康であることです。

　80 歳になっても健康で、いきいきと生活できている方の口は清潔です。口に真菌（カビ、カンジダ、アスペルギルス、その他のカビ）が存在していません。歯周病、むし歯がないことです。歯ブラシで歯を磨くだけでは、口から真菌を除菌できません。

　ファンギゾンシロップという、カビキラーを使用した化学的除菌です。たとえば、赤痢の便が食卓に落ちていたとします。消毒法は、消

107

毒液で清拭することです。歯ブラシでちり取りに、こすり取るだけでは、消毒できません。口の中も同じで、消毒薬で洗わなくては、細菌、真菌を除菌できません。

このことを、医師、歯科医師が良く理解して、実行することが、80歳を過ぎても"いきいき"と生活できる条件です。口の中から、カビをなくす医療が健康長寿の条件です。

歯科医師が徹底して、実行プログラムを作成して、果敢に実施しましょう。そうすれば、介護保険の使用を"0"にすることが実現できます。この効果は絶大です。

国民の生活の質を最善のもとする処方です。

歯科医師の認識を高める運動が求められます。

(2017 年 7 月 2 日)

■カンジダ除菌とともにビタミンＣの摂取を

酸素が、老化を進行させるといいます。

しかし分子状の酸素は有効であり、有害なのは活性酸素です。ビタミンＥが活性酸素を吸着して除去し、ビタミンＣに渡し、ビタミンＣが体外に排出するのです。よって、ビタミンＥ、ビタミンＣを大量に摂取すれば、活性酸素の害をまともに受けずに済むのです。

ビタミンＣは、食物で摂取する量では不足です。サプリメントとして摂取することをお勧めします。

また、ビタミンＣは、コラーゲン繊維が生成されるときの触媒として重要です。ビタミンＣ欠乏は壊血病を発症させます。毛細血管内膜

のコラーゲン繊維の生成が不良となり、血球が血管から外に出てきます。

その他にも、ビタミンCは重要なのです。健康長寿でいるためには、ファンギゾンシロップでのカンジダ除菌、ビタミンCの大量摂取です。武田薬品のハイシー、シオノギ製薬のシナールを薬局で購入して内服しましょう。1日200～600mgを摂取するとよいでしょう。

(2017年7月2日)

■「1日1万歩」「よく食べよく動く」は結果論

健康長寿で、一生、充実した人生を謳歌するためには、口に真菌（カンジダ、アスペルギルス、その他のカビ）がいないようにすることです。

一般的に「1日1万歩」「よく食べよく動く」と、健康長寿でいられるとの俗説が跋扈していますが、結果を指摘しているに過ぎません。

「1日1万歩」も歩けるような健康状態でいられたための結果です。運動器のコラーゲン繊維が正常であるためです。

「よく食べよく動ける」のは、消化管の内膜が健常であったので、食欲があり、栄養状態が良好であったための結果です。

このような状態を保つためには、口の中にカンジダがいてはなりません。口腔からカンジダをファンギゾンシロップで、除菌する処置が重要です。

政府が一丸となって、口腔の真菌除菌を行うべきです。この体制を1日も早く、実行しなくてはなりません。政府の、認知を求めます。

(2017年7月2日)

■衛生状態の是正はカンジダ等への理解から

「歯削る機器　半数使い回し」の記事が読売新聞に掲載されていました。

歯科医師が、口の中の状態を、顕微鏡で観察すれば、このような、非常識と思える行為はできません。歯科医師が顕微鏡を設置せず、口の中を観察することなく、漫然と、惰性で、過去の古い施術を行っていることが、この元凶です。

カビや細菌が大量に存在する状態を理解できていません。歯を削るタービンのハンドピース、空気を吹き付ける気銃、水を吹き付ける水銃（気銃と水銃が兼用のものが多い）の滅菌（消毒は程度が低い状態）を励行するのが常識です。さらに、ブラケット（ハンドピースなどを置くテーブル）の消毒も行う必要があります。消毒液を散布後、数分間、放置しておかなくてはなりません。手袋を1人ずつ、交換して、清潔な状態で治療するのが鉄則です。治療中、手を洗った後にタオルで、拭きますが、このタオルも、1人ずつ、交換しなくてはなりません。このような衛生に関する行為が正確に行われなくてはならないのです。

真菌（カンジダ、アスペルギルス、その他のカビ）、放線菌などに感染すると、深在性真菌症（脳を始めとして内臓にカビが生える）、深在性放線菌症（脳を始めとして内臓に放線菌が生える）を発症します。これらは難治性です。

（2017 年 7 月 3 日）

■睡眠時無呼吸症候群への応用

　睡眠時無呼吸症候群（ＳＡＳ）は、咽頭、喉頭の扁桃が、真菌（カンジダ、アスペルギルス、その他のカビ）に感染して、肥大している方が多く見られます。ファンギゾンシロップで、口を洗い、飲み込むようにすると、扁桃の腫れが治まり、睡眠時無呼吸症候群は治癒する症例が多いようです。

　昔、東京医科歯科大学の耳鼻科の堀口申作教授が「Ｂスポット（喉の奥）」に、塩化亜鉛液を塗る療法をなさっていましたが、現在は、ファンギゾンシロップの方が良いように思います。

　原因は、真菌が関与していると、直接顕微鏡検査で確認できます。当時は、原因不明、医学的根拠が不明でした。その後、真菌が原因であると解明されました。また、塩化亜鉛液は、塗布すると、激痛だそうです。その点、ファンギゾンシロップは無痛です。それに、根拠ある療法といえます。

　睡眠時無呼吸症候群の患者さんの喉を見ると、ゴルフボール大に、扁桃が腫れています。しかし、ファンギゾンシロップを飲み込むと、治まってきます。Ｂスポット療法を行うと、リウマチ、歯周病が治ったということです。歯周病は口腔カンジダ症ですから、整合性が証明できます。

　睡眠時無呼吸症候群の方は、是非、ファンギゾンシロップの内服療法をなさってください。鼻茸も、ファンギゾンシロップを、点鼻すると治癒します。

　カンジダが血液中に侵入すると、6時間以内に、腎臓に膿瘍ができ

111

ることがわかっています。腎疾患の方は、口のカンジダを除菌してください。

リウマチも、ファンギゾンシロップで、短期間で治癒します。深在性真菌症（臓器に真菌が感染）は、口から真菌を除菌すれば、治癒します。口からの真菌除菌こそが今、求められる治療法です。医師、歯科医師が認識して、施術すべきです。

(2017 年 7 月 6 日)

■堀口教授「Bスポット療法」との関係

リウマチ、歯周病、口内炎、糖尿病、アレルギー、喘息、胃潰瘍、白ろう病、自律神経失調、チック病、扁桃炎などが、「Bスポット」療法で治すことができるという。

東京医科歯科大学耳鼻科の堀口申作教授が、約 60 年前に報告しています。

塩化亜鉛液をBスポットに塗布する療法です。激痛を伴うそうです。

しかし、根拠が確定されていませんでした。

現在は、口のカンジダをファンギゾンシロップで洗口することで、上記の疾病を治癒させ、寛解させることが確実です。健康長寿で、老年を楽しく謳歌できるのです。

歯周病、う蝕という疾病は存在しません。浅在性真菌症（歯肉、粘膜、皮膚の水虫）です。口に真菌（カンジダ、アスペルギルス、その他のカビ）がいなければ発症しません。口に真菌が存在すると、深在性真菌症（脳を始めとする臓器にカビが感染）を発症します。口から

112　第 2 部　雑感——日々、人の健康と幸せを願って

真菌（カンジダ、アスペルギルス、その他のカビ）を除菌することが、現代医療の先端的施術です。

医師、歯科医師の認識を確かな物にしてください。さあ、すぐにでも実行しましょう。

（2017年7月8日）

■歯科医療荒廃の要因は利益優先主義

今日の歯科医療の荒廃は、過去の日本歯科医師会会長が、歯科医療の本質を理解していなかったことが禍根になっています。「歯科は学問だ」といって、開業医に不向きな「歯科甲表」を採用したのです。現在の歯科医師で、「歯科医療は学問である」と考えながら診療している歯科医師が存在するでしょうか。また、現行の歯科医療体系が適切と考えて、日々診療している歯科医師が存在するでしょうか。

医療人が、遵守しなければならない倫理規定を体得して、診療に準じている歯科医師がいると考えられますか。

「医師は、患者の最善の利益のために行動するような信用上の義務を負っており、これは医師の個人的な利益よりも優先される物である。こうした信用上の義務を負う医師と患者の間に結ばれる信頼関係は『買い手につけこめ』というビジネス上の関係の対極にある」

「利益相反が見え隠れするだけでも、医師に対する信頼は失われる」

「医師が患者を尊重するということは、十分な情報を与えられ、患者が下した医学的決定に医師が従うということである」

「保険はダメだ。自費だ。自費だ」

この常套句が跋扈している現況を猛省すべきです。医療人としての覚悟を今一度、猛省しましょう。

余りにも、利益優先主義が蔓延していないであろうか？

倫理的な方法で、一貫性をもって対応することが重要です。

(2017 年 7 月 8 日)

■多くの病気に効果があると推定されるカンジダ除菌

糖尿病とがんについて関係が存在するといわれています。

消化管のポリープはファンギゾンシロップの内服により、消え去ります。3 か月ごとに、3 日入院して、大腸ポリープ切除を行っていた方が、ファンギゾンシロップ内服後の受診では「こんなきれいな粘膜は見たことがない」といって、施術を受けずに帰宅したのです。その後も、大腸ポリープは再発していません。

胃潰瘍、胃ポリープで、永年、治療を受けていた方々が、ファンギゾンシロップ内服後は、胃の粘膜は正常な状態に治癒したのです。

喉頭ガンを繰り返し発症していた方も、ファンギゾンシロップ内服後は喉頭ガンの発症は起こらなくなりました。

このように、消化管粘膜に発症する腫瘍は、カンジダが関係していることが、推定されます。日本癌学会、日本消化器学会は、この治験を実行してください。

心より、お願いいたします。

(2017 年 7 月 9 日)

■カンジダ除菌で運動器のコラーゲン繊維を健全に保とう

運動は生活習慣病の発症を阻止できる健康の基といわれています。

それは運動できるくらい、運動器のコラーゲン繊維が健全であるからです。

体育会出場選手の歯肉は健全です。健全でなければ、筋肉、腱が正常ではなく、記録は出ないでしょう。口に真菌（カンジダ、アスペルギルス、その他のカビ）が存在しない状態の方々です。

一方、車いすに頼る方々は、口が真菌に汚染されています。口臭がひどい、歯周病が重症、むし歯が多数、唾が粘く、口角に泡ができているなどの口腔カンジダ症の罹患が明らかです。

健康長寿を実現するためには、口腔に、真菌が存在しないように、除菌することが最善です。深在性真菌症（脳を始めとして内臓にカビが生える）を発症しないために、口腔の真菌を歯科医師は、徹底除菌することが使命と自認しましょう。

(2017 年 7 月 9 日)

■論文「侵襲性歯周炎患者における『NOD2』遺伝子変異の同定」について思うこと

「劇症型の歯周病である侵襲性歯周炎は遺伝子疾患と考えられておりますが、日本人の侵襲性歯周炎のエクソームシークエンシングにより、NOD2 遺伝子の変異を東京医科歯科大学歯周病学分野・和泉雄一教授、疾患多様性遺伝学分野・田中敏博教授らの研究で、劇症型の歯周病である侵襲性歯周炎の原因遺伝子が同定されました」

同慶の至りです。しかし、

「歯周病は生活習慣病の１つで、慢性の細菌感染による過剰な免疫反応によって起こる炎症性疾患です」

この記述については同意できません。

いまだに歯肉の病理組織標本を作製していないことが歴然です。毎日、日ごとに、数十例の歯肉を切除していながら、すべてゴミ箱に捨てているこの惨状を嘆かざるを得ません。面倒くさいからなのか、それとも無知、不知、無関心、無認識からか、心底から嘆き悲しみます。

「家系内での発症があるという特徴から遺伝要因の関与が示唆されており」

カンジダの垂直感染を認識しているでしょうか。素因が存在しても、起炎因子が作用しなければ、発症しないでしょう。その起炎因子を探求することが、必須です。

歯肉の病理組織標本を作製することを念願します。

（2017 年 7 月 9 日）

■難治性疾患「水虫」にもファンギゾンシロップの塗布を

水虫の季節となりました。

水虫は難治性疾患とされていますが、ファンギゾンシロップを使用すれば、１回の塗布で治癒する他愛ない疾患です。患部にファンギゾンシロップを塗布して、ラップでくるみ、足ならば靴下、手ならば、ビニール袋を被せて、ひと晩経過すれば、翌朝には、かゆみ、痛みはなくなっています。１週間ほどすると、分厚い皮が剥がれてきます。

その下には、清潔、健全な皮膚がきれいに貼っています。

　爪水虫でも、同じです。分厚く肥厚している物は、通常の厚さに削り、ファンギゾンシロップを塗布して、ひと晩過ごします（ひどい物は、2晩）。6か月後には、正常な爪に生え替わります。

　ファンギゾンシロップでの治療を、お勧めします。イトリゾールカプセルのパルス療法などは不要です。

（2017年7月13日）

■口腔ケアの主役は歯ブラシと歯磨き粉ではない

　読売新聞（2017年7月15日）には、「歯磨き粉　光る高機能」との見出しで記事があります。

　「歯周病や黄ばみなど大人の悩みに応える高価格帯の歯磨き粉が人気を集めている」とのことですが、歯周病はカビの感染で起きている疾病です。

　対カビ機能を備えた歯磨き粉でなければ歯周病を予防する機能は発揮できません。

　また、ライオン株式会社は、口腔ケアのための「歯ブラシなどの主力製品の好調」で業績好調ということです。しかしながら、歯周病予防のための歯磨きは、有効、高率な処置とはいえません。真菌（カンジダ、アスペルギルス、その他のカビ）は、歯ブラシで擦っても除菌できません。

　『わかさ』最新号には、「ブラッシングが歯周病に有効」との記事ですが、口の中のむし歯や歯周病は、全身の健康との関係は、原因菌が

問題なのであって、歯ブラシで、歯肉や歯を擦っても、意味がないことが理解できていない内容です。咽頭以下の消化管、喉頭以下の気道に、真菌が存在していては、健康長寿を期待できないのです。

また、血液中に真菌が侵入してはなりません。そのためには口の中に真菌が存在していては目的を達成できません。

さらに、人の口には、60％以上の高率で放線菌がいます。歯科は、恐ろしい深在性放線菌症について、全く関心がありません。物理的除菌という概念を放棄しましょう。消毒機能を持つ薬剤による口腔ケアを主体とすべきです。病理学的所見、微生物学的所見に適った、真菌、放線菌の除菌手法が正規の方法です。

全国民がこの意識を持って合目的的手法を理解しましょう。歯ブラシで、歯を擦っても、健康長寿を期待できないことを認識しましょう。

(2017 年 7 月 15 日)

■真菌除菌奨励により国家支出の節減を

約 3400 億円を「こども保険」で徴収する案が自民党から提案されています。

口腔から、真菌（カンジダ、アスペルギルス、その他のカビ）を除菌することを行えば、介護費用、医療費を現行の 10 分の 1 に減らせることが、統計で算出されているのです。70 兆円の医療・介護が 7 兆円で済むのですから、わざわざ、負担を求めなくても目的は実現可能です。

口腔からの真菌除菌を実行すべきです。

市町村単位で実行した成績を公表すれば、政府も賛同するでしょう。

　経費は、ファンギゾンシロップ・ハリゾンシロップの薬剤費のみです。口腔から真菌（カンジダ、アスペルギルス、その他のカビ）を除菌して、富国を実現しましょう。

（2017 年 7 月 17 日）

■カンジダ除菌への無関心が社会保障費の増大を生んでいる

　読売新聞社説「国の予算の 3 分の 1 を占める社会保障費の見直しは急務だ。高齢化の進展などで毎年 6000 億円規模で膨らむ」

　これは、現行医療制度が口腔の真菌（カンジダ、アスペルギルス、その他のカビ）について、無関心であることが原因です。口腔から、真菌を除菌して、深在性真菌症（脳を始めとして内臓にカビが生える）を予防すれば、10 分の 1 程度に軽減可能なのです。政府が、全国民の口腔から、真菌を除菌することを義務化すれば、短期間で実現可能です。健康長寿は、口に真菌（カンジダ、アスペルギルス、その他のカビ）がいないことで実現します。

　口腔ケアは消毒薬（ファンギゾンシロップ、ハリゾンシロップなど）を用いた方法でなければ無意味です。歯ブラシやその他の器具に頼る物理的除菌は無効です。抗真菌製剤（ファンギゾンシロップ、ハリゾンシロップなど）を使用した口腔ケアの実現を実行して、国家財政を再建しましょう。医療のイノベーションを敢行しましょう。

　8020（80 歳で歯が 20 本以上残っている状態）の老人は健康です。健康保険料、介護保険料は、普通人の 10 分の 1 以下であることを確

認しましょう。

（2017 年 7 月 19 日）

■自立した老人であるための3条件

現行の介護状態は、コラーゲン繊維の性状により、自身で意志に従って行動できない状態を基準としている。

コラーゲン繊維を作る機序は、タンパク質を食べて、消化され、ペプチド（アミノ酸が5～6個繋がった物）となり、血液により部位に達し、ビタミンＣを触媒にして連結され、コラーゲン繊維となり、運動器を支えます。この生成過程にカンジダの蛋白分解酵素が作用して、正常な状態ではない物となると、運動機能が低下します。

自立した老人であるための3条件は、タンパク質を多量に食べる、ビタミンＣを大量に摂取する、口に、カンジダが存在しないことです。

1. タンパク質は、毎食、何か動物性食品を食べる。卵、豚肉ひれステーキ（1枚 100 円）
2. ビタミンＣ（シナール、ハイシー）を1日 600mg（毎食時 200mg）飲む。約 30 円
3. 玄米を食べる。白米は亡国の食品

日露戦争の時、乃木希典率いる陸軍は、軍医が森鴎外で、小説ばかりにのめり込んで不勉強だったので、白米を食べさせていた。脚気になり、鉄砲は弾を打つ道具ではなく、体重を支える杖となった。惨たんたる状態となった。東郷平八郎率いる海軍は、軍医が「白米に麦」を入れた食事で脚気にはならず、重たい弾を大砲に込めて撃てた。海

120　第2部　雑感──日々、人の健康と幸せを願って

軍が白米を食べて、脚気になっていたら、負けていた。このことから
も、白米は亡国の食材といえる。老人は玄米を食べることです。

　3要素を、確実に実行させるプログラムが、自立率の高い老人を支
えます。さらに、口にカンジダが存在しないことです。ファンギゾン
シロップでの口腔ケアが必須です。

（2017 年 7 月 22 日）

■豊かな老齢期のために今からカンジダ除菌を

　「若き日に、カビを洗わむ愚かさを、悔いを噛しむ、奥歯無き身の、
老いの悲しさ」

　老老介護の現実を見るとき、どなたも、若い時から、口のカビを除
菌しておけば、このような悲惨な状態にならなくて良かったのに、
深く自戒されることでしょう。介護疲れでの事故などを視聴すると、
胸が痛みます。一方、高級ホテルのラウンジで、老夫婦が悠然と飲食
している情景は、共感が湧きます。この差は何故なのでしょう。

　口にカビがいるかいないかです。若いときから、口の中から、真菌（カ
ンジダ、アスペルギルス、その他のカビ）を除菌する習慣を持ち続け
ることです。

　至極簡単です。1日1回、ファンギゾンシロップを、1cc、口に入
れるだけです。原価は、24mg が 1500 円くらいです（8日分）。初め
のうちは1日に、3回行います。カビがいなくなったら、1日1回で
良いでしょう。この時期では、1瓶が 24 日間分になります。

　費用対効果は絶大です。生活習慣病といわれている、脳梗塞、認知

121

症、心筋梗塞、肺炎、がん、腎臓病、リウマチ、糖尿病、クッシング症候群、慢性疲労症候群、など、類似の疾患に罹患しなくて済むのです。医療費も低く抑えられます。介護に罹る費用は皆無です。

自分で、好きなように行動できる喜びはこの上ない物です。

老齢期を健康に、楽しく過ごすためには、若いときからのカビ掃除が最重要事項です。日本国民全員が実行して豊かな老後を過ごしましょう。

医師、歯科医師の認識を期待します。

(2017 年 7 月 23 日)

■全国規模の口腔真菌検査実施を

「平均寿命の地域差拡大」との見出しが読売新聞に書かれています (2017 年 7 月 25 日夕刊)。また、「80 歳高齢者を対象とした統計分析等から、歯の喪失が少なく、よく噛めている者は生活の質および活動能力が高く、運動・視聴覚機能に優れていることが明らかになっている」との厚生労働省調査があります。

これは口に真菌（カンジダ、アスペルギルス、その他のカビ）が存在するか否かが問題なのです。

歯周病、う蝕を発症せずに、健康な状態の口腔が、全身の健康に影響する深在性真菌症（脳を始めとして内臓にカビが生える）を発症させないからです。

全国的な口腔の真菌検査を行うことを提案します。この結果が肯定されれば、口腔からの真菌除菌が、行われ、健康長寿が実現します。

是非、この機会に、実行をお願いします。「要介護者における調査においても、口腔衛生状態の改善や、咀嚼能力の改善を図ることが、誤嚥性肺炎の減少や、ＡＤＬの改善に有効であることが示されている」のです。

　全国的な健康長寿を実現して、介護の必要のない老人となりましょう。

（2017 年 7 月 26 日）

■口腔の真の病態診断実施を

　歯科医師は、口腔の真の病態診断を優先すべきです。

　歯垢の直接顕微鏡検査、歯肉の病理組織標本作製を励行して、２大歯科疾患の実態を把握して、治療に当たるべきであると提言します。

　歯周病、う蝕は、浅在性真菌症であると理解できれば、歯周病、う蝕の発症は起こらなくなります。義歯等は、歯科医療が不備であったための結果であり、無料で口腔の修復を行う義務が生じるのです。

　歯科が口腔の真菌（カンジダ、アスペルギルス、その他のカビ）除菌を充実させて、深在性真菌症（脳を始めとして内臓にカビが生える）の発症を防止することのみを考えて診療に従事しなければなりません。

　現在は歯科医療の不備が、国家財政を破綻に追い込んでいると断言しても過言ではありません。国家 100 年の計を設定して、歯科医療の確立をしなければならない。アムホテリシンＢ（ファンギゾンシロップ、ハリゾンシロップなど）での洗口を日常化することを、強く主張します。

医師、歯科医師の奮起を期待しています。

（2017 年 7 月 28 日）

■週刊文春の記事から「カンジダの実態」を考える

『週刊文春』「"歯の寿命"は 10 年延ばせる」の記事中に、写真が掲載されています。「プラークの顕微鏡写真」です。

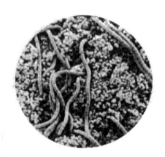

プラークの顕微鏡写真

　中央に長く伸びた紐状の微生物がカンジダです。一部分のみで、全体像は見えていません。周囲のつぶつぶが、細菌です。カンジダの巨大さがおわかりいただけると思います。長さ 100 ミクロン〜 300 ミクロンです。細菌は 1 ミクロンくらいです。1 ミクロンを身長 1.6 メートルの人間と考えると、カンジダは身長 160 〜 480 メートルの巨大さです。東京タワーやスカイタワーと同じ身長の怪物です。

　それが、数千匹、数万匹、束になって軍団で東京に、毒ガスをまき散らして攻め込んできました。東京はどうなるでしょう。壊滅します。

この状態が内臓に起きるのが深在性真菌症（脳を始めとして内臓にカビが生える）です。この怪物が口の中に数億匹はいます。

これを、唾液とともに飲み込んでいます。消化管の中で増殖して、大量の毒素を生産しています。これが、消化管の壁から体内へ吸収されています。組織を破壊します。さらに、カンジダそのものが血液中に入り込んで、血管の壁を破壊しています。

このカンジダを免疫細胞が体内に取り込んで、除菌します。取り込んだ免疫細胞は、遊走性を失い、血管の内壁にくっつきます。同様の細胞が積み重なると、肉牙腫となります。心臓の血管にできると、心筋梗塞になります。また、別の所のものが剥がれて脳の血管に詰まると、脳梗塞になります。腎臓に行くと、腎臓を破壊します。腎疾患となって、透析が必要になります。脳に行くと、認知症、多系統萎縮症、パーキンソン病となります。大腸表面で作用して大腸ポリープを形成し、やがて、大腸ガンになります。

口にこのような危険な生物を飼育していることが危険であると思います。口からカンジダを除菌すれば、人間は健康長寿を達成できるのです。

ご理解いただけましたでしょうか。ファンギゾンシロップでのカンジダ除菌が喫緊の課題です。歯ブラシでこする、物理的除菌は無意味であることがご理解いただけたと思います。ファンギゾンシロップを使用する、化学的除菌でなければなりません。

これが真の医療であると断言します。カンジダ中心の医療が、現代的医療です。

（2017 年 7 月 28 日）

■「歯周病の原因は細菌」ではない

「歯周病　原因は細菌」との見出しで口腔保健シンポジウムの報道が読売新聞（2017年7月29日）になされています。

いまだに、歯科界は、歯周病細菌説にこだわっています。空想の医療を頑迷に行っている証拠です。

なぜに、歯肉の病理組織標本を作製することを頑なに否定し続けるのか。この空想に基づく医療が、健康長寿を阻害している原因であることに気づかないのか。

咬むことが寿命と関係があると説いていますが、世界最高齢者は無歯顎です。きんさん、ぎんさんも無歯顎と上顎前歯のみです。

問題は、口に真菌（カンジダ、アスペルギルス、その他のカビ）が存在するか、否かです。歯垢は、主体が太く長いカンジダなのです。このカンジダが血液中に侵入して深在性真菌症（脳を始めとして内臓にカビが生える）を発症するので、健康が損なわれるのです。

細菌は、健全な粘膜、皮膚を貫通して感染できません。感染が可能であれば、風呂には入れない。納豆を食べられない。ヨーグルトを食べられません。たちまち感染して、死亡するでしょう。

真菌（カンジダ、アスペルギルス、その他のカビ）は、胞子が付着すれば、水虫になります。細胞間橋（上皮細胞間の膜、主体はケラチン）を蛋白分解酵素でアミノ酸に分解してエネルギー源（食料）として繁殖し、粘膜下組織に入り込み感染します。口でも同じことが行われて、歯肉に感染して歯周病を発症させます。歯牙に侵入して、う蝕

を発症します。糖尿病はK細胞、L細胞がカンジダにより傷害されてインクレチンが分泌不能となり、分泌しても、カンジダの蛋白分解酵素により不活性化されて、β細胞に作用できず、インスリンは分泌されません。

　歯科界は、病理組織標本を作製して正しい、医療を行いましょう

（2017 年 7 月 29 日）

■運動はカンジダ除菌後に少しずつ

　また同じ記事に「無理なく運動を」と書いてありますが、口腔にカンジダが存在する方は、全身の運動器のコラーゲン繊維が正常ではないので、運動量が過ぎると、破綻を来します。口腔からカンジダを除菌してから、少しずつ、増やしましょう。

　ポンコツ自動車で、サーキットを走れば、壊れます。それと同じです。大東市の例をNHKが放映していました。要支援1の方に、運動療法を行わせた結果は、たちまち、最悪の要介護5となり、足の壊疽が起こって切断して入院したのです。

　カンジダ除菌後、3か月以後に運動を開始しましょう。

　リウマチも、カンジダを除菌すれば短期間で寛解する疾患です。

　運動器のコラーゲン繊維の循環周期は、3か月です。

　急がずに、ゆっくり開始しましょう。物事は壊れてからでは元に戻りません。

　iPS細胞で修復できるくらいの破壊は、カンジダ感染です。

　カンジダを口から除菌しましょう。

127

万全な健康を保つ秘訣は、口に真菌（カンジダ、アスペルギルス、その他のカビ）がいないことです。

（2017 年 7 月 29 日）

■「歯を壊しているのはカンジダ」

　「知って得する健康寿命の話し〜全身に影響する歯周病」との見出しで口腔保健シンポジウムの報道が読売新聞になされています。

　口にカンジダという真菌（カンジダ、アスペルギルス、その他のカビ）がいると、歯周病になるという大前提を認識していません。これでは、歯周病と深在性真菌症（脳を始めとして内臓にカビが生える）との関係が説明できません。

　歯周病などは、浅在性真菌症（粘膜皮膚内に限局してカビが生える）です。口にカビがいないように除菌すれば、簡単に短期間で全快する、他愛ない皮膚病なのです。それを、大げさに、歯肉切除したり、抜歯したりしていますが、適切な医療ではありません。切除した歯肉を検査せず、ゴミ溜めに捨てることしか考えていないために、本当の病態を把握できていないのです。

　歯垢も、長い紐状の物（カンジダ）が主体ですが、これについて歯科医師は、無頓着です。

　歯ブラシで擦るのみでは、カンジダを除菌できないことについて、認識せず、物理的除菌のみを対象にしている風潮を感じます。

　フッ素が最高の予防としていますが、正確ではありません。カンジダが歯を壊していることを、認識していません。歯磨き剤に、アムホ

テリシンB（ファンギゾンシロップ、ハリゾンシロップなど）を加えた歯磨き剤を販売すれば良いのにと思います。物理的除菌は意味がありません。消毒剤による、化学的除菌が効果的です。ライオン歯科衛生研究所が、このことに関心を持って対処されることを切望します。

　健康長寿は、口のカビ除菌で、達成できます。

（2017年7月29日）

■歯の危機は産道感染から始まる

　「歯の危機は50代から始まる・週刊文春」ではなく、出産時の産道感染から始まると考えるべきです。新生児の口腔に、カンジダが感染し、一生、生涯、カンジダの脅威が持続し、危機は死ぬまで、この産道感染のカンジダが死因となると思うべきです。

　新生児の口腔のカンジダは、酵母型です。それが糸状菌に変化したとき、歯垢が生じます。歯肉炎を起こします。やがて、乳歯がう蝕となり、白斑が見られるようになります。

　昭和30年代には、激烈な口内炎が発症し、腎臓病を発症して、亡くなる乳児がいました。乳児検診時に口臭が漂っていたほどです。永久歯が生える直前になると、乳歯が痕跡的残根状態になってしまっていた子供が多数いたのです。これでは脳梗塞を発症します。

　現在は、このような悲惨な状態の乳幼児はいません。しかし、似たような状態は依然として存在します。

　多くの歯科医師は、歯石沈着時にスケーラーでかきむしります。非常に危険だと意識していないのでしょう。無意識的に、ガリガリとす

るのです。この付着物はカンジダの菌塊です。それをスケーラーでむしり取れば傷ができます。その傷から、カンジダ、細菌が血液中に流れこみ、感染が生じます。

この場合は、まず、ファンギゾンシロップで洗浄して、菌塊（プラーク）がなくなってから、ヒノポロン軟膏を塗布して消炎します。

現在の歯石除去、歯肉切除、盲嚢掻爬などの処置は、深在性真菌症（脳を始めとして内臓にカビが生える）をわざわざ、起きるように仕向けています。危険です。血液中に真菌が移行すれば、完治させることは、至難です。深在性真菌症を発症させないように、慎重に、治療することを旨とした医療が必須です。

（2017 年 7 月 29 日）

■口腔からカビを取り除くことが口腔ケアの本分

ライオン歯科衛生研究所の藤春知佳氏は「毎日歯磨きしていても、しっかりプラークを落とせている人はそれほど多くいません。中略、歯ブラシを取り替えることをお勧めします」と述べていますが、歯ブラシで擦るだけでは、口腔内の微生物を除去できません。

真菌（カンジダ、アスペルギルス、その他のカビ）が生えているので、カビキラーが必要なのです。このカビキラーに当たるのが、アムホテリシンＢ（ファンギゾンシロップ、ハリゾンシロップ、その他）です。

歯周病、むし歯は、浅在性真菌症（粘膜皮膚内に限局してカビが生える）です。怖いのは、このカビが血液中に入り、深在性真菌症（脳を始めとして内臓にカビが生える）を起こすことです。

口からカビを取り除くことが、口腔ケアの本分です。歯ブラシで擦るのみの物理的除菌では、深在性真菌症を予防できません。

　これが感染すると怖いのです。この怖い微生物が口の中に、何千、何億と生えているのです。これが、内臓に生えてくると、深刻な病気となり、介護が必要になります。やがて、命に関係してくる疾病となります。ファンギゾンシロップでの洗口が必要です。

　歯科界は、強く認識して、即座に実行しましょう。

　日本国民を健康長寿とするために励行しましょう。

（2017 年 7 月 30 日）

■従来の治療方法が危険だと認識している歯科医を選ぼう

　カンジダが歯肉に感染して歯周病が発症します。歯に感染してむし歯になります。

　このカンジダを口から除菌すれば、歯周病にも、むし歯にもならなくて済みます。

　このカンジダを溶かす薬剤がアムホテリシンB（ファンギゾンシロップ、ハリゾンシロップ、その他）です。かびを取り除くには、スケーラーや、歯肉切除では、完璧とはいえません。薬剤で洗浄することです。

　かび掃除は毎日行って効果が出ます。ファンギゾンシロップで、1日3回洗口しましょう。カンジダがいなくなったら、1日1回くらいで充分です。

　かき取ったり、かきむしったりする方法は、適切ではありません。

傷口からカンジダが血液中に入って深在性真菌症（脳を始めとして内臓にカビが生える）を発症します。

　従来の治療は危険であると認識して歯科医院を選びましょう。

　ファンギゾンシロップを処方してくれる歯科医院を選びましょう。

（2017 年 7 月 30 日）

■カンジダは悪魔の微生物

　気味悪い微生物が、日本人の 90％くらいの方の口にいます。

　これがカンジダです。現在の医学的見解は、"カンジダは常在菌である"という扱いです。しかしカンジダは悪魔の微生物です。血液中に入って、深在性真菌症（脳を始めとして内臓にカビが生える）を発症します。

　大部分のお方は、ご存じないでしょう。口の中にこのカンジダが何億匹もいると感じているでしょうか。

　現在の医療は間違っています。細菌やウィルス中心の医療から、真菌（カンジダ、アスペルギルス、その他のカビ）中心の医療へと移り変わらねばなりません。歯科においても、真菌感染症を、外科的に治療することの危険性を認識しなくてはなりません。血液中に真菌を押し込んだり、流し込んだりすることへの危険性を認識すべきです。

　ファンギゾンシロップで、口を洗いましょう。口からカンジダを除菌することが医療の将来的展望から、強く認識されてしかるべきです。

　来週からは、ファンギゾンシロップの処方を発行してもらえる歯科医院を選ぶべきです。

健康長寿を実現するためには、大変重要な出来事です。

（2017 年 7 月 30 日）

■口腔を健全に保って至福の人生を

深在性真菌症（脳を始めとして内臓にカビが生える）を発症させないための最善策は、口の中に真菌（カンジダ、アスペルギルス、その他のカビ）が存在しないように、ファンギゾンシロップで、真菌を除菌することです。

人間に慢性炎症がなければ、平均寿命まで、健康に生活できます。

口から真菌を除菌すれば、口腔の 2 大疾患である歯周病、う蝕は発症せず、口腔内は健康を保てます。

口が健全ならば、食生活は、何らの傷害を感じることなく、楽しい食味を満喫できるのです。食欲中枢、性欲中枢を満足させた至福の人生を謳歌できます。口腔から、真菌を除菌することを主体とした医療を完成させることが医療界の命題と思います。

（2017 年 7 月 30 日）

■恐ろしい脳カンジダ症の予防

深在性真菌症（脳を始めとして内臓にカビが生える）を発症した脳が存在します。

脳カンジダ症です。このような痛ましい疾患に罹患しないようにするには、口から真菌（カンジダ、アスペルギルス、その他のカビ）を

133

ファンギゾンシロップで除菌しましょう。

歯垢中の紐状の物がカンジダです。

日本人の90％に、この気持ちの悪い微生物が口の中に何億匹もいるのです。

（2017 年 7 月 30 日）

■プラークを解析し、カンジダ関与の検証を

8 K テレビの医療応用映像が放映されていました。

血管壁からプラークが剥離する瞬間をとらえていました。細胞の塊でした。免疫細胞が変性して積み重なった物と見えました。

プラークの解析が必要です。

カンジダが関与しているか否かについての詳細の検証をお願いします。

（2017 年 7 月 31 日）

■歯周病を発症している歯肉の病理組織標本作製を期待する

ライオン歯科衛生研究所が、初めて歯垢の直接顕微鏡検査の像を公表しました。

続いて、歯肉の病理組織標本を公表されることを期待します。グロコット染色を施した歯周病を発症している歯肉の病理組織標本を作製してくださることを期待いたします。

（2017 年 7 月 31 日）

■肝臓カンジダ症をカンジダ除菌で予防しよう

深在性真菌症（脳を始めとして内臓にカビが生える）を発症した肝臓カンジダ症です。

このような痛ましい疾患に罹患しないようにするには、口から真菌（カンジダ、アスペルギルス、その他のカビ）をファンギゾンシロップで除菌しましょう。

日本人の90％に、この気持ちの悪い微生物が口の中に何億匹もいるのです。

健康長寿を楽しむためには、口からカンジダを除菌しましょう。

（2017年7月31日）

■肺カンジダ症もカンジダ除菌で回避できる

口のカンジダが唾液とともに飲み込まれて喉に入り、肺に吸い込まれると肺カンジダ症を発症します。

気管支喘息の方も同じです。口のカンジダを、ファンギゾンシロップで除菌すると、短期間で喘息は治癒します。

口のカンジダを除菌すると、肺の疾患を予防できます。死因第3位は、肺炎です。口からカンジダを除菌して健康な老後を過ごすようにしましょう。

（2017年8月1日）

■社会の発展を継続するために、カンジダ除菌による健康長寿社会の実現を

　社会保障にかかわる費用が改定されました。将来的には、破滅的現象が起きることが想定されています。この原因は、老年者が発症する治療不能に等しい難病に原因があるのです。

　その病因は、四六時中、365 日、口の中で増殖し、唾液とともに消化管、呼吸器、血液中に流れ込んで感染する真菌症が原因なのです。

　腎臓にもカンジダ症が発症します。カンジダが感染しています。深在性真菌症（脳を始めとして内臓にカビが生える）が多発することが原因です。その前兆現象として、歯周病を発症しています。むし歯になっています。この病因は、真菌（カンジダ、アスペルギルス、その他のカビ）です。

　口の中の真菌をファンギゾンシロップで取り除く治療を優先させましょう。この実現が、老人を平均寿命まで健康で、余計な無駄な費用を浪費しなくて済む、健康長寿の社会にできるのです。人手を借りなければ生きていけないような悲惨な状態に陥らないようにする、唯一の方策です。

　思考を転換させましょう。健康長寿のために何が必須なのか、考えましょう。

　重ねて述べますが、口からカンジダを除菌することです。

　日本国を、永久に発展を継続させるために、負の経費を削減するため、パラダイムシフトを前進させましょう。

（2017 年 8 月 1 日）

■社会保障費急増の元凶は、不適切な歯科治療

　社会保障費が急増している元凶は、歯科医療が適切でないことです。そこで、歯周病という疾患についての病因解析が不適切であることを指摘します。

　歯周病という疾病は存在しません。歯肉に感染しているのは、真菌（カンジダ、アスペルギルス、その他のカビ）です。歯垢（プラーク）の主体は真菌です。歯垢が付着しなければ、歯周病は発症しません。

　歯肉の病理組織標本を作製すれば、ただちに解決します。歯科界は、毎日、日毎、日本全国では、数千例の歯周病の歯肉を切除しています。それが、唯のひとつも、病理組織標本を製作するために、ホルマリン溶液に投入されることなく、ゴミ溜めに捨てられています。医学的常識からは、考えられないほど、非常識な行動です。面倒くさいからか、それとも、切片は、病理組織標本を作製する物だという観念が欠如しているのかと疑います。

　いずれにしても、歯周病治療時に歯肉を切除した場合は、必ず、病理組織標本を作製する物だと、認識を改めて、切除した切片は、病理組織標本を必ず、作製してください。そうして、歯周病という疾病は存在せず、浅在性真菌症（粘膜皮膚内に限局してカビが生える）であると、診断を確定しましょう。

　診断が確定すれば、治療法は、アムホテリシンＢ（ファンギゾンシロップ、ハリゾンシロップ、その他）で、口腔から、真菌を除菌すれば良いことが理解できます。

　口腔から真菌を除菌すれば、深在性真菌症（脳を始めとして内臓に

カビが生える）を発症しなくて済むようになります。

　深在性真菌症が、健康を阻害している疾病ですから、全国民が健康になり、社会保障費が節減可能です。社会保障費が削減できれば、個人負担額を増額せずに済みます。生活が豊かになり、円熟した老年を過ごせます。歯科医療の改善が、日本の救世主となることを意識して、即日実行してください。

(2017 年 8 月 2 日)

■歯石除去という古典的、惰性的治療はもうやめよう

　齒石除去という名目で、スケーラーを使用して、歯肉を傷つけています。そのために 1 か月〜 3 か月ごとに 1 回とか通院させています。

　この傷から、歯肉周辺に感染している真菌（カンジダ、アスペルギルス、その他のカビ）が血液中に押し込まれると、6 時間以内に腎臓に、感染して膿瘍を形成します。黄色い斑点です。この黄斑が沢山できて、腎臓機能を低下させます。人工透析が必要な状態になります。

　真菌が感染した歯肉を物理的（外科的）に清掃することは、大変危険です。歯肉の病理組織標本を作製すれば、瞬時に理解できます。

　学究的な治験により得た事実に基づいた治療法を確立させましょう。

　消毒薬を使用して、真菌（カンジダ、アスペルギルス、その他のカビ）を除菌することが最も、合目的的です。アムホテリシンB（ファンギゾンシロップ、ハリゾンシロップ、その他）での洗口が、最も優れた治療法です。歯科界は、口腔の真菌（カンジダ、アスペルギルス、その他のカビ）に留意して診療しましょう。

138　第 2 部　雑感——日々、人の健康と幸せを願って

古典的な慣習に基づく惰性的な医療から脱却しましょう。

歯科医師の奮起を求めます。

（2017 年 8 月 4 日）

■重大な疾患を招く、歯科医療の過ち

心臓にカンジダが付着すると、心臓カンジダ症を発症します。カンジダの塊が見られます。

血液中にカンジダが入ると起こります。血液にカンジダが入る原因は、口の中の物が歯肉から侵入することです。

歯石除去、盲嚢掻爬、歯肉切除の外科的手術が上げられます。

現在の歯科医療は、このような重大な疾患の発症が、歯科医療が原因であると、考えていません。歯垢について考察がなされていなかったのです。

歯周病という病名では、歯石除去、盲嚢掻爬、歯肉切除は、定型的施術として行われます。しかしながら、この治療を、患者サイドから考えると、如何でしょうか。

「そんなことを行われては大変だ」と、常識的に考えるでしょう。

歯科の歯周治療は再考されるべきと考えます。口の中を、消毒液で洗口することが最善です。アムホテリシンＢ（ファンギゾンシロップ、ハリゾンシロップ、その他）での洗口が、歯周病に対して行われるべき施術です

（2017 年 8 月 4 日）

139

■カンジタ感染症と脳の病気

　統合失調症の患者さんの口には、真菌（カンジダ、アスペルギルス、その他のカビ）が多く見られます。口が不潔な状態です。

　口を、アムホテリシンＢ（ファンギゾンシロップ、ハリゾンシロップ、その他）で、洗口していくと、病状が軽減してきます。

　私の経験では、長く（７年以上）、精神科に入院していた方が、洗口後、間もなく退院しました。学校にも通えるようになり、地域の運動部に属して活躍しています。

　『心の病は脳の傷』（田辺功）によると、松澤大樹先生の説として「精神病の患者さんの脳には共通の特徴がある。脳の決まった部位に傷があり、その傷の大きさや回復が病気の症状と密接に関係する」、さらに「薬物治療などによって、うつ病、統合失調症の穴ともふさがっていきます。（中略）傷が治った段階で、病気の症状はほとんど出なくなります」とあります。

　この説の傷を付ける元凶は真菌とも推定されます。その他の方も、口のカンジダが除菌されると、病態が安定してきて、会話ができるようになります。挨拶してくださるようになります。カンジダの脳への感染が精神疾患と無関係ではなさそうです。

　「慢性疲労症候群」の方の表現不能な疲労感（いても立ってもいられない苦しさ）も、除菌すれば短期間で、正常な状態に戻ります。

　歯科医師は、口腔の疾患のみにとらわれていないで、全身の健康を考えて、口を清潔に保つ医療を遂行すべきと思います。

（2017 年 8 月 5 日）

■21世紀に最も必要なイノベーションとは

　今世紀、最も起こさねばならないイノベーションは歯科医療です。

　現在の歯科医療は、当を得た治療ではありません。病気の原因を正確に把握していないのです。あえていうならば、現行の歯科医療は正当ではありません。病理組織標本に基づく病因を把握していません。伝説の仮説を妄信している現状です。

　口の中の真菌（カンジダ、アスペルギルス、その他のカビ）を除菌して、深在性真菌症（脳を始めとして内臓にカビが生える）を発症しないように、口を管理することです。この実現により、日本国民全員が、健康長寿を謳歌できます。

　社会保障費は激減し、裕福な経済状況をもたらして、富国を実現できます。

　医療界のイノベーション実現に向けての猛進を期待しています。

（2017 年 8 月 5 日）

■痔と消化管にひそむカンジダとの関係

　痔は、口を始めとする消化管に、カンジダがいなければ起こりません。食道カンジダ症、胃カンジダ症、小腸カンジダ症、大腸カンジダ症とカンジダが感染し、遂に肛門に達して、肛門カンジダ症を発症します。また、大腸表面にカンジダがいると大腸ポリープを発症します。

　さらに、痔です。消化管からカンジダを除菌すれば、痔は完治します。

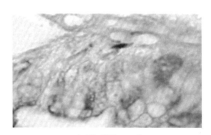

大腸ポリープ

　カンジダの蛋白分解酵素が肛門周囲のコラーゲン繊維の生成を阻害するので、弾性に乏しいコラーゲン繊維が生成されるので、大きく引き延ばされると、切れます。肛門周囲の血管内膜のコラーゲン繊維の弾性がないと、そこが怒張して、破れます。肛門を牽引している腱が引き延ばされると、弾性がないので引き延ばされて、位置が変わります。脱肛です。

　このように、口にカンジダがいると、全身に影響が出ます。

　歯科医師は、口の中のみを考えていないで、全身への影響を考えて診療しましょう。口から、カンジダを除菌することが第一です。

（2017年8月6日）

■歯周病治療は健康長寿とは無関係

　口の中でカンジダが増殖して、歯垢を形成します。歯の表面で、カンジダが増殖します。これが離れて、唾液中に入り、飲み込まれると、食道に付着して、食道カンジダ症を発症します。やがて、がん化します。

　口にカンジダがいなければ、このように、食道の表面が破壊されな

くて済みます。

口からカンジダを除菌することが健康長寿を謳歌できる原動力です。

歯周病治療など、健康長寿とは無関係です。口にカンジダがいなければ、歯肉にカンジダが感染するようなことは起きません。

歯科医師は、枝葉末節な、歯周病や、う蝕などは、治療の中心とは考えず、真菌（カンジダ、アスペルギルス、その他のカビ）除菌を口腔治療の中心的事項と認識してください

（2017 年 8 月 8 日）

■カンジダより強力なカビ、アスペルギルスの恐ろしさ

口の中には、歯科が全く認識していない微生物が繁殖しています。

アスペルギルスというカビです。

これはカンジダよりも強力に破壊します。

直線的に破壊が進みます。歯肉に感染すると、歯肉が腐ったようになります。顕微鏡で観察すると、歯肉の中に空洞ができていて、その中に、アスペルギルスがいるのです。アスペルギルスの周囲が溶けています。アスペルギルスは、カンジダよりも、太くて、長いのです。胞子が大量に生産されます。タンポポの種のように、です。

通常の方法では治りません。しかしながらファンギゾンシロップでの洗口が有効です。

歯科は、外科的に歯肉を切除していますが、これが飲み込まれると、消化管に炎症が起きます。胃への感染を引き起こします（胃アスペルギルス症）。

口腔ケアといって、歯ブラシで擦っても意味がありません。歯科医師は、カンジダのみならず、アスペルギルスにも考慮した施術を行わなければなりません。

　歯科界の奮起を求めます。

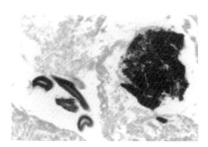

歯肉中のアスペルギルスとカンジダの混合感染（写真左側）

（2017年8月9日）

■大動脈の健康を奪うアスペルギルス

　口の中には、歯科が全く認識していない微生物が繁殖しています。アスペルギルスというカビです。歯肉に感染しています。

　それを血液中に、入るように、外科的処置をすると、全身にアスペルギルスが感染します。すると、恐ろしいことが起きます。大動脈に感染したアスペルギルスです（大動脈に動脈瘤を形成している）。

　歯科は、歯肉に感染している真菌（カンジダ、アスペルギルス、その他のカビ）を血液中に侵入させるような処置は、行うべきではあり

ません。歯石除去、盲嚢掻爬、歯肉切除などです。

　歯科は、口の中の微生物に対して、強い認識を持って施術に当たりましょう。患者に治癒困難な疾病を罹患させるような処置は行うべきではありません。

　歯科医療の改変が強く望まれます。

（2017 年 8 月 10 日）

■アレルギー性アスペルギルス症を予防する

　口の中には、歯科が全く認識していない微生物が繁殖しています。

　アスペルギルスというカビです。歯肉に感染しています。また、唾液中に遊離していて、それを気管支に誤嚥すると、アスペルギルス症を発症します。

　歯科医師が全く、無知、不知、無関心、無認識ですが、非常に危険なカビが、口の中にいるのです。

　喘息の患者さんは、このアスペルギルスを吸い込んで、気管支が炎症を起こしています。気管支がアスペルギルスの菌塊でふさがれています。呼吸ができなくなっています。

　口から、危険な真菌（カンジダ、アスペルギルス、その他のカビ）を除菌することが歯科医師の使命です。口からアスペルギルスを除菌すると、喘息の方は短期間で、寛解します。

　歯周病、う蝕の方に認識が偏っていますが、本当は、カビの除菌が本命の治療なのです。

　老後に、健康でいるためには、口の中にカビがいないことです。歯

科医師と連携してカビを除菌することが健康長寿の元です

（2017 年 8 月 10 日）

■歯科医師活動の第一義とは

　口の中には、歯科が全く認識していない微生物が繁殖しています。アスペルギルスというカビです。歯肉に感染しています。

　口の中から、血中に入ったアスペルギルスは、播種性に血管内壁に、アスペルギルスの菌塊によって血栓を形成します。血栓が形成された部位により、致命的であることです。アスペルギルスという、口にいるカビが血栓をつくるとは、想像だにしていなかったことでしょう。さらに、播種性に全身の臓器に感染します。

　歯科医師は、何を差し置いても、口から、カビを除菌することが使命であると、深く認識して、診療してください。歯周病、むし歯など、2 次的で良いのです。口腔ケアといって、歯ブラシでこする物理的除菌は、ナンセンスです。アムホテリシン B（ファンギゾンシロップ、ハリゾンシロップ、その他）による除菌でなくてはなりません。

　患者さんのためを思って、真菌（カンジダ、アスペルギルス、その他のカビ）除菌を第一義と認識しましょう。

（2017 年 8 月 10 日）

■不治の病に罹患せずに済む方法

　口の中には、歯科が全く認識していない微生物が繁殖しています。

アスペルギルスというカビです。歯肉に感染しています。

口の中から、血中に入ったアスペルギルスは、播種性に小脳に、アスペルギルス病変を形成します。このような状態になれば。正常な生活は不可能です。

しかし、口から、アスペルギルスを除菌して清潔な口になっていれば、このような不治の病に罹らなくて済みます。難病の元が口の中で増殖している事実を歯科界は、無認識です。

これが正常な医療体系でしょうか。歯科医療が正当な状態でないことは人類にとって、大変、不幸な状態です。正しい医療体系に変わらなくてはなりません。

歯科界の奮起を求めます。ただちに、今すぐ、人類の幸福のために行動しましょう。

（2017年8月11日）

■死因第3位の肺炎発症を低下させる口腔ケア

口の中には、歯科が全く認識していない微生物が繁殖しています。

アスペルギルスというカビです。歯肉に感染し、歯垢として存在しています。

歯垢から遊離して唾液に入り、喉頭から気管支に吸引されて、さらに肺に到達します。侵襲性アスペルギルス症を発症します。難治性であり、死因第3位は肺炎です。急性に進行して最も重篤化する病型です。

口にアスペルギルスがいなければ発症しないで、健康に老後を過ごせます。

147

歯科医師が、歯垢の成分を正確に把握して、日本国民の健康維持に貢献しましょう。口から真菌（カンジダ、アスペルギルス、その他のカビ）を除菌することが歯科医師の任務です。

　歯科医師が、正当な医療を行えば、日本国の財政健全化が実現します。

　歯科医師会の奮起を熱望しています。

　日本国民が、老後を健康に過ごせるために、イノベーションを起こしましょう

（2017 年 8 月 13 日）

■難病克服は病理組織標本の作製から

　「うつ・認知症　日米欧で克服」と、読売新聞で報道されていました（2017 年 8 月 12 日夕刊）。

　脳の画像診断のみではなく、脳の病理解剖を行って、病理組織標本を作製し、グロコット染色をすべきです。うつ・認知症で亡くなった方々の脳をすべて病理解剖すれば結論は出ます。すでに、スペイン研究チームは、このことを確認しています。

　脳の真菌感染を確認すれば、口の中の真菌（カンジダ、アスペルギルス、その他のカビ）を除菌すれば、うつ・認知症は発症しないことが確認されます。

　厚さ 10 ミクロンの切片を製作すれば良いのです。

　病理組織標本の作製で、難病を克服しましょう。

（2017 年 8 月 13 日）

■アスペルギルスによる病変を予防する口腔処置とは

　口の中には、歯科が全く認識していない危険な微生物が繁殖しています。

　アスペルギルスというカビです。歯肉に感染しています。歯垢として存在しています。

　歯垢から遊離して唾液に入り、喉頭から気管支に吸引されて、さらに心臓に到達します。

　致命的です。口の中からアスペルギルスを除菌せずに、他の処置をしているとこのような状態になります。健康長寿を希望する人類にとって、大変な病因です。

　歯科医師が、このような危険な微生物を認識せずに、口腔の処置をしていることは、医療として一考を要します。

　歯科界は、真菌（カンジダ、アスペルギルス、その他のカビ）に強い関心を持って診療に当たりましょう

（2017 年 8 月 15 日）

■脾臓のアスペルギルス病変を見て思うこと

　口の中には、歯科が全く認識していない危険な微生物が繁殖しています。

　アスペルギルスというカビです。歯肉に感染しています。歯垢として存在しています。

　歯垢から遊離して唾液に入り、喉頭から食道に飲み込まれて、脾臓

149

に到達します。

　致命的です。

　口の中からアスペルギルスを除菌せずに、他の処置をしているとこのようなことになるとは歯科医師は全く考えることなく、ただ、口の中のことだけを考えて、全身に、アスペルギルスが播種性の炎症を起こすということは推定していません。

　生命に危機をもたらすアスペルギルスを始めとした真菌へ、注意を注ぐことを第一義とした歯科医療を確立すべきです。

　歯など、なくても生きています。しかし、このように、臓器にアスペルギルスが感染すれば、生きていけません。生きることが第一です。人間は、健康長寿で、幸福に人生を全うすることを希望しています。

　歯科医師は、人間の希望する健康状態を保つための支援を旨とした職種です。それが、真逆の行為によって、患者を辛苦の淵に沈めるような行為を日常茶飯事としています。

　猛省を求めます。

（2017 年 8 月 16 日）

■悲惨な最期を回避できる歯科医療のパラダイムシフトを

　口の中には、歯科が全く認識していない危険な微生物が繁殖しています。

　アスペルギルスというカビです。歯肉に感染しています。歯垢として存在しています。

　歯垢から遊離して唾液に入り、喉頭から食道に飲み込まれて、脳に

到達します。

　脳に見られるアスペルギルス病変です。介護が大変だったでしょう。

　このような末路をたどりたくないでしょう。歯科医師が口の中から
アスペルギルスを除菌していればこのような悲惨な最期の人生を過ご
さなくて良かったのです。

　歯科医師は、患者の全身に影響が及ばないように、口の中から、真
菌（カンジダ、アスペルギルス、その他のカビ）を除菌することが重
要であると認識して、診療に当たりましょう。

　歯科医療のパラダイムシフトを、ただちに、明日すぐにでも実現し
ましょう

（2017 年 8 月 18 日）

■口腔内の微生物に留意せよ

　甲状腺アスペルギルス症です。甲状腺に、アスペルギルスという口
の中に繁殖しているカビが、感染しました。咽頭炎に類似しているの
で、見落とされがちです。

　歯科医師が、口の中のアスペルギルスに注意していればこのような
自己免疫疾患に罹らずに済むのです。甲状腺機能低下による病苦に悩
まずに済みます。

　歯科医師は、口の中の微生物に留意して診療しましょう。

（2017 年 8 月 19 日）

■真菌感染予防こそが真の歯科医療

アスペルギルスという真菌（カビ）が人間の口腔内に増殖し、感染していることに、歯科界は、無知、不知、無関心、無認識です。

このアスペルギルスが肺に感染して、浸潤性肺アスペルギルス症を発症します。このアスペルギルスがアレルギー性並びに慢性炎症を発症させた場合は、治療できないのです。100％死亡します。アスペルギルス症、心内膜炎、予後はきわめて不良です。

多くの歯科医師は、このような、一度感染すると取り返しの付かない真菌が口の中に高率で歯肉に感染しているのを見過ごしています。そして、この恐ろしいアスペルギルスを、スケーラーと称する蛮刀で歯肉をかきむしって血中に押し込んでいます。盲嚢掻爬と称して、歯肉を破壊しています。歯肉を切除して血管を露出させて、血液中に移行させています。

この医療を真の医療と称して良い物でしょうか。

歯科界の猛省を求めます。

（2017 年 8 月 20 日）

■歯科医は院内感染への認識を改めよ

「歯科院内感染　進まぬ対策」の見出しで、使用後の滅菌対策が報道されました（読売新聞 2017 年 8 月 20 日夕刊）。

口腔内微生物に対する歯科医師の認識は、肉眼的見地に基づいており、顕微鏡知見を基準としているのではないのです。使用後の器具に、

口腔内の微生物が付着しているという認識は希薄です。私が、かつて、根管治療において、根管内の微生物学的検査を認めるように、支払い基金へ質問いたしましたが「みんなが顕微鏡を設置していないから、設置している者だけが請求可能なのは、不公平である」という理由で却下されました。

発想が逆転しています。このような状態が歯科なのです。

器具の滅菌に対して「報酬加算が必要」とありますが、保険点数を決定する時代では、口腔に危険な微生物が存在すること自体、認識していなかったでしょう。

歯科医療が、根底から変革すべき時代が到来していることを暗示しています。

口腔には、危険な微生物が増殖している部位であるとの認識を強固に確認すべきです。

真菌、ウィルスなどを、強く考えて、診療することが常識な、医療人集団に変わることが先決です。

（2017 年 8 月 21 日）

■歯科医師は、ＥＢＭに基づいた医療を

わけのわからないことを、現在の歯科医療は行っています。

人間の口腔には危険な放線菌が感染しています。放線菌については、無知、不知、無関心、無認識です。放線菌感染部位からは、放線菌のほかに細菌が数種類、存在しています。

その１つが Actinobacillus actinomycetemcomitans（通称 A.A 菌）

です。

　これが歯周病菌の1つして、重要視されています。歯肉の病理組織標本では、観察されません。放線菌が、菌塊として染色されています。第1小臼歯の元あった部位に、放線菌の感染病巣が認められます。第1小臼歯は、放線菌感染により、所謂歯周病様症状により、保存不良として抜歯されました。第1小臼歯の歯根主変部位には大量の放線菌が感染していたことが推定されます。その状態で、抜歯したので、血液中に、大量の放線菌が移行したことが考えられます。

　残存している歯、以外も抜歯されています。どれだけ大量の放線菌が体内に移行したか、想像すると苦しみます。

　放線菌は、このように、歯肉、う窩に感染していて、ここが侵入門戸となって、深在性放線菌症（脳を始めとして、全身の臓器に感染する）を発症しています。

　この事実を歯科界は、認識していないことが非常に悔やまれます。

　難治性の疾患を見過ごして、来院患者を苦悩の病床につかせることを日常とした医療を行っています。

　歯科医師は、ＥＢＭに基づいた、医療を行うことを信条としましょう。

（2017 年 8 月 22 日）

■むし歯の原因菌はミュータンス菌ではなくカンジダ

　むし歯の原因菌はカンジダです。

　ミュータンス菌は、歯垢の深部では、乳酸脱水素酵素が不活性化されて、乳酸を作れません。歯が乳酸で溶かされるのではなく、カンジ

ダが蛋白分解酵素で、歯質の中のコラーゲン繊維を分解して、アミノ酸にして、それがカンジダの栄養源として増殖して、歯質を分解していく過程がむし歯です。

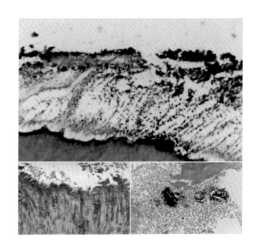

　写真左下がむし歯で、象牙質にまで破壊が進行した物です。黒く染まっているのがカンジダです。

　無機化学で、考えてみましょう。歯と貝殻とは同じカルシュウムです。貝殻を酸に漬けると、最表面から、泡を出して溶けます。エナメル質は、初期う蝕では、最表面は残っています。エナメル質と、象牙質の境界が破壊されています。微生物であるカンジダが、小さい穴から侵入して、エナメル質と象牙質との境界部で増殖します。これが白斑として、観察されます。無機化学の溶解とは異なっていることがご理解いただけたと思います。むし歯にならないようにするには、口からカンジダというカビを除菌すれば、むし歯になりません。

右下は、歯周病の歯肉です。カンジダが黒く染色されていますが，細菌は感染していません。

　歯周病という疾患は存在しないことがおわかりいただけたと思います。

　むし歯も、歯周病もカンジダが感染した水虫です。浅在性真菌症（粘膜皮膚内に限局してカビが生える）です。

　口からファンギゾンシロップで、カンジダを除菌しましょう。このカンジダが、飲み込まれて消化管に入って、ポリープ、ガンの原因になります。さらにリウマチを起こします。

　血液中に入って、深在性真菌症（脳を始めとして内臓にカビが生える）を発症させます。これが老年期に、介護を必要とする疾病である、慢性炎症の元です。

　健康であるためには、口が清潔であることが、大切です。カンジダを除菌しましょう。

（2017 年 8 月 24 日）

■まず起因微生物の同定を

　現在の歯科医療を考察すると、根底から認識が間違っています。

　たとえば、O -157 が発症したとします。

　歯科的では、O -157 を発症した患者のみを治療対象とした体系です。感染源のO -157 の混入した食材は野放しで、O -157 の感染は見過ごしているのです。感染した患者のみを治療している。患者は継続して発症しているでしょう。

この体制を改革しなければ、う蝕、歯周病は無尽蔵に発症し、無定見に治療が継続します。起炎微生物を同定して、起炎微生物を口から除菌することを歯科医師の主たる医療としなければ、永遠に、う蝕、歯周病は発症し続けることになります。

　口の中の真菌（カンジダ、アスペルギルス、その他のカビ）、放線菌が血液中に移行して深在性真菌症（脳を始めとして内臓にカビが生える）、深在性放線菌症（脳を始めとして内臓に放線菌が生える）を発症すれば致死的です。難治性です。

　このような怖い微生物が口の中で増殖して、歯や歯肉に感染した状態がむし歯、歯周病です。口の中だけでは死にませんが、血液中に入れば致死的です。

　歯科界は、認識を改めて、むし歯の穴埋め、歯周病の歯肉かきむしりを即刻見直して、ファンギゾンシロップによる、真菌（カンジダ、アスペルギルス、その他のカビ）及び放線菌の除菌を開始しなければなりません。このことが、医療介護費用の低減になり、国民が深在性真菌症（脳を始めとして内臓にカビが生える）、深在性放線菌症（脳を始めとして内臓に放線菌が生える）を発症せずに済むのです。

　歯科医師の思考の変革を即刻行うことを提言します。

（2017 年 8 月 24 日）

■予防こそが最良の医療

　現代医療は、破壊された部品（臓器・組織）を修理することに、汲々と専念しています。

一度破壊された臓器・組織は元通りには戻れません。これを後遺症といいます。

　後遺症を抱えて、不自由な状況で、生きているのでは、合目的的とはいえません。健全な肉体で、テロメア（細胞分裂のための回数券）を使い切って、生化学反応が停止するまで、面白く過ごすことが本来の人生です。

　そのためには、罹患しない、発症しないことが最善です。臓器・組織を破壊する最悪な微生物は真菌（カンジダ、アスペルギルス、その他のカビ）、放線菌です。これらに罹患しなければ、臓器・組織の破壊は免れます。真菌が口、膣、皮膚に、存在しない環境にいれば、健康長寿が保たれることは確実です。

　予防に特化した施術が受けられることが最良の医療です。口、膣、皮膚に、カンジダが存在しないようにすることが予防の最善策です。

　医療界の認識を求めることを切望しています。

（2018 年 3 月 27 日）

■週刊現代記事「歯医者を疑え」に寄せて

　週刊現代が「歯医者を疑え」という記事を掲載しています。

　「噛み合わせが悪いと言われたら」、決して削ってはなりません。10μm（千分の十ミリ）削っただけで、噛み合わせは、狂います。赤い紙や青い紙を咬ませただけで、そこを削るのは、危険です。「サウンドチェッカー」という、ブラウン管に、左右の違いが示される咬合音測定装置を使用しなければ、正確な削合はできません。

また、食事をする姿勢で、綿密に、少しずつ、時間をかけて、削らないと、削りすぎた物を元に戻せません。削りすぎを治そうと、削ると、メチャクチャになります。

補綴物を装着する際にも、咬合調整が非常に大切です。填め込んで、咬んでみて、違和感があれば、それは異常です。必ず、試適という仮装着を行って下さい。咬合音測定装置で、聴診して、左右が正常になってから、装着することを心がけて下さい。食事の姿勢での測定が行われていなければ、危険です。

(2018 年 5 月 28 日)

■提言——今すぐ「根拠に基づく医療」を

「健康寿命の延伸と歯科医療」と題して、日本歯科医師会の堀憲郎会長は、讀賣新聞とともに勉強会を開催されました。

しかしながらなぜ、「口腔の健康が全身の健康に直結するのか」という基本的なデータと根拠の開示が全くありません。

その点、私は、このテーマが、観念的に、漠然と述べられたに過ぎないと感じます。

「根拠に基づく医療（evidence-based medicine, EBM）」とは、「良心的に、明確に、分別を持って、最新最良の医学知見を用いる」ことです（「ウィキペディア—根拠に基づく医療—」,<https://ja.wikipedia.org/wiki/ 根拠に基づく医療 >2018 年 8 月 21 日アクセス）。

口腔の健康を維持するための条件とは何か。健康寿命の延伸と歯科疾患との関係が明示されていません。歯周病という疾患は存在しない

という結論も述べられていません。「糖尿病及び認知症と歯科の関係の整理」を述べられていますが、この起炎菌を解明できていないのです。

　歯周病という病態の解明ができない原因は、歯周病という病態の歯肉の病理組織標本をこれまで、約20年間、唯の一度も行われていないからです。

　これで、「根拠に基づく医療」と言えるのでしょうか。

　歯垢を歯ブラシその他の器具で擦ることを、口腔ケアと言えるでしょうか。

　物理的除菌は無意味です。

　歯垢の直接顕微鏡検査を、これまた、約20年間、唯の一度も行われていないのです。口腔内の基本的な検査を行わずして、根拠という物を把握することはできないはずです。

　根拠を把握せずに、あたかも口腔と全身疾患とが連携しているように提言することには、疑念を抱かざるを得ません。

　堀会長に提言致します。歯周病、う蝕の原因菌を、把握するために、歯周病の歯肉の病理組織標本を作製、歯垢の直接顕微鏡検査をただちに行ってくださるようお願いします。

　「根拠に基づく医療」を展開しようではありませんか。

（2018年6月27日）

■歯科医療の革新が急務

　現在の歯科医療は根拠に基づいていません。

　歯周病という疾患は存在しません。

また虫歯という疾患は存在しません。

いずれも浅在性真菌症（粘膜皮膚内に限局してカビが生える）です。

なぜ間違ったことがまかり通っているのか？

それは根拠に基づかないからです。

その根拠とは病理組織標本です。唯の一枚も製作していないのです。

歯を歯ブラシで擦ることは無意味です。

歯科医療の革新が急務です

日本歯科医師会の堀憲郎会長は、「歯科医療と口腔健康管理の充実が、全身の健康の向上につながる」と述べています。しかし、根拠を示していません。

口腔から真菌を除菌することが全身の健康に影響しているのです。

歯科界はこのことを把握できていません。

歯科界の奮起を渇望します。

（2018 年 7 月 5 日）

■医療の夜明けを待ち焦がれて

医師の姿勢が中世的であることが、進歩発展を阻害しています。

「黒い物を白いと言われても、決して黒いとは申しません」

が常識では、医療ルネサンスは期待できません。

細菌・ウィルス中心の世紀から、真菌（カンジダ、アスペルギルス、その他の雑多なかび類）を主体と考える世紀へ、医療への革新が求められているにもかかわらず、医師たちの姿勢が、進歩を遅らせてしまっています。

「医師たちの姿勢」をさらに詳しく言うと、口腔に感染している微生物を同定することを拒む姿勢です。

「口腔健康管理」を標榜していながら、歯周病という病態の歯肉の病理組織標本を未だに製作していない。また歯垢の直接顕微鏡検査を行っていない。

このような前世紀的環境では医療ルネサンスを実現することは不可能です。

口腔に感染している真菌が、血液中へ移行して全身の臓器に感染する深在性真菌症（脳を始めとして内臓にカビが生える）が、健康を阻害している主因であると強く認識することが今、求められています。

さらに医科においては、全身疾患と口腔の真菌との関係を把握すべきであるにもかかわらず、「カンジダは常在菌である」という常識にとらわれ、身動きがとれません。この現状を打破することが非常に困難であることを日々、痛切に感じさせられています。

患者の健康は、口腔内に存在するカンジダが左右していることに気づくべきです。

医療の夜明けを待ち焦がれています。

(2018 年 7 月 8 日)

■平均寿命と健康寿命の乖離の原因は真菌

平均寿命と健康寿命との間に乖離が見られる原因は口に居る真菌（カンジダ、アスペルギルス、その他のカビ）が原因です。

これが歯肉溝、消化管粘膜、気管支粘膜から血液中に侵入して深在

性真菌症（脳を始めとして内臓にカビが生える）を発症するからです。

　これを防ぐために、ぜひ口の真菌除菌を実行しましょう。

　もし 50 ～ 60 歳の年齢で、介護を要する病状に陥ってしまうと、死亡までに要する介護医療費は莫大となります。

　その大部分は国民負担です。国家財政を圧迫することになります。

　この社会コストを軽減する唯一の施策は、口、膣、皮膚（爪を含む）に感染している真菌（カンジダ、アスペルギルス、その他の雑多なかび類）、放線菌を除菌することであると断言します。

　非常に簡単です。口にアムホテリシン B（ファンギゾンシロップ、ハリゾンシロップ、その他）を滴下して、口を洗い、それを飲み込むだけです。誰でも、容易に行え、抵抗なくできる除菌法です。

　国家 1000 年の未来を健全な状況とするために、アムホテリシン B での洗口を直ちに実施すべきと提言します。

（2018 年 7 月 13 日）

※「第2部　雑感」は著者がFacebookへ不定期に投稿
　したエッセイをもとにしています。

あとがき

　歯肉溝という微生物の貯留湖の堤防（歯肉）を破壊（切開）して、埋設してある土管（毛細血管）を露出させると、貯留湖内の微生物は土管内へ吸い込まれていきます。

　この時、微生物の感染、つまり血行性感染が起きたのです。

　これが常套的に行われているのが歯科医療です。歯肉切除、抜歯、盲嚢掻爬、除石、根管治療などの施術が該当します。

　この血行性感染が、深在性真菌症（脳を始めとして内臓にカビが生える）を発症させる根源です。

　これが医療といえるでしょうか。これで良いのでしょうか。

　歯科医師の信義と正義とを改めて問います。

　口腔内微生物に対して、精細な注意が欠落しています。歯肉溝内の微生物を滅菌すれば、歯周病は発症しません。その滅菌法について歯科界は解明していません。根管外の滅菌法も解明していません。根管治療が成功しない根拠です。

　ところが「根管内に、細菌を埋葬する」ということをいい出しています。偏性嫌気性（酸素があっては生きられない）の細菌にとっては、最善の生存環境を醸成していることに気づいていません。

　口腔の微生物を殲滅する技法が歯科界に求められています。その方法は、アムホテリシンＢ（ファンギゾンシロップ、ハリゾンシロップ、

その他）での洗口です。

　歯科医師は、この洗口法に熟達して、忌まわしい深在性真菌症に無縁な至福な一生を過ごせるようにしましょう。

　平成10年から、歯科界に対して、歯肉の病理組織標本の作製、歯垢の直接顕微鏡検査を実施していただくように何回も書面を書きました。

　理由は、「歯周病はカンジダ症、う蝕はカンジダの硬組織への感染症」ということを、私が世界で初めて発見したからです。

　以来20年間、1度も、返事をいただくことなく現在まで経過しています。

　なぜこのようなたやすいことが行われないのか、いぶかります。うがった見方をすれば、歯周病はカンジダの感染症、う蝕はカンジダの感染症ということが、確実であると認識すると、現行の歯科医療は根底から変革を行わなければならなくなり、歯科医師という専門職が不要なことになりかねません。また歯周病、う蝕がなくなれば、ゲテモノ（インプラント、義歯、ブリッジ、インレーなど）を製作する必要がなくなり、歯科医師の経営は破綻しかねません。

　しかしながら、人間の健康長寿よりも、歯科医師の保身の方に重点を置いた医療を、優先させていて良い物でしょうか。これは大いなる誤認であり、健康長寿が優先されるべきであり、また、国家の財政負担が膨張し、国民の疲弊を招くでしょう。

　国民が健康長寿で、医療介護費用が減少すれば、富国が実現します。将来、70兆円以上の介護医療費が必要といわれています。歯科医師

のエゴによる国家疲弊を避けるべきであると提言します。

　口の真菌（カンジダ、アスペルギルス、その他のカビ）を除菌することを第一義の医療へ変化すべきです。口、膣、皮膚に、カンジダが存在しない方は、健康長寿です。介護医療費が現在の10分の1に減額可能なのです。

　医療栄えて、国滅ぶという事態は避けねばなりません。

　子子孫孫まで、日本国民が、繁栄する国家千年の計を立てましょう。

　現代医療は、破壊された部品（臓器・組織）を修理することに、汲々としています。

　一度破壊された臓器・組織は元通りには戻れません。

　これを後遺症といいます。後遺症を抱えて、不自由な状況で、生きているのでは、合目的的とはいえません。

　健全な肉体で、テロメア（細胞分裂のための回数券）を使い切って、生化学反応が停止するまで、面白く過ごすことが本来の人生です。そのためには、罹患しない、発症しないことが最善です。

　臓器・組織を破壊する最悪な微生物は真菌（カンジダ、アスペルギルス、その他のカビ）、放線菌です。これらに罹患しなければ、臓器・組織の破壊は免れます。真菌が口、膣、皮膚に、存在しない環境にいれば、健康長寿が保たれることは確実です。

　予防に特化した施術が受けられることが最良の医療です。口、膣、皮膚に、カンジダが存在しないようにすることが予防の最善策です。

　細菌、ウィルス中心の医療から、真菌（カンジダ、アスペルギルス、その他の雑多なかび類）、放線菌感染を中心とした医療への改変が急

務です。

このことを早く医師、歯科医師が理解して、医療のイノベーションを実現させねばなりません。

医療界の認識を求めることを切望しています。

医師、歯科医師は、病原菌で破壊された組織を修復することを目的としていますが、これは間違いです。一旦、破壊された組織、臓器は元通りには決して戻せません。修理屋としてではなく、診断士として、疾病で、まさに破壊されそうになっている組織・臓器を、早期に発見し、診断して未然に破壊から救出することを本分とした医療人でなければなりません。

そのためには「様子を見ましょう」という台詞は絶対的禁句であらねばなりません。

ＡＩを駆使した、診断プログラムを早期に作成すべきです。

内科を始めとして、すべての疾病を網羅した診断プログラムを作るべきです。初診時の問診内容、触診内容、視覚的所見などを"□"の中にレ印を打ち込む形式で、印字して検索し、ＡＩの検索した病名を羅列し、個別の鑑別のための検査内容を列記させます。さらに、絞られた疾病から、さらに鑑別するための検査法を示して、最終診断を確定する様式を完成させるべきであると提言します。

一人の医師、歯科医師が、すべての疾患を、初診時に完璧に思い出せることは不可能です。

独断、思い違い、忘却、無知、不勉強などから、誤診を招きます。人は必ず、過ちを犯す物であるということを前提とした、完全を目指した医療体制の構築を提起します。

　誤診の割合を最小限とすべく、医療コンピューター診断装置の開発に即刻着手すべきであると提言します。

著者プロフィール

河北 正

河北歯科医院院長。1959年に東京医科歯科大学を卒業後、1964年に神奈川県茅ヶ崎市に河北歯科医院を開業。歯科医療を続けるかたわら研究を続け、歯周病カンジダ説などを発表し、歯科をはじめとした医療を次世代にイノベーションさせる必要性を説く。

発表論文に、「歯周病原因菌の一考察」（『デンタルダイヤモンド』3月号）、「口腔カンジダ除去の必要性」（同誌9月号、ともに1998年）、「超高温根管治療法」（同誌6月号、2001年）、「私が考えるブラキシズムの発現機序と咬合調整法」（同誌1月号、2004年）など。著書に、『歯周病の犯人はカビだった！—これまでの治療法では治らない』（KKベストセラーズ、2000年）、『歯周病はうがいで治る』（宝島社新書、2002年）、『「口内健康」で一生病気にならない体をつくる』（幻冬舎、2016年）がある。

リウマチはうがいで治る
真菌症（カビ）予防による、健康長寿のための提言

2018年12月19日　初版発行

編　者	河北　正
定　価	本体価格 1,700円＋税
発行所	株式会社　三恵社
	〒462-0056 愛知県名古屋市北区中丸町2-24-1
	TEL 052-915-5211　FAX 052-915-5019
	URL http://www.sankeisha.com

本書を無断で複写・複製することを禁じます。乱丁・落丁の場合はお取替えいたします。

©2018 Tadashi Kawakita　　　　　ISBN 978-4-86487-961-3 C3047 1700E